JN124355

新版改訂 微生物と免疫

林　修
編著

石井 恭子・石橋 健一・碓井 之雄・江崎 一子
大石 智一・太田 利子・熊谷 優子・中屋 祐子
共著

建帛社
KENPAKUSHA

序　文

　新しい世紀となってはや15年余りになる。その間米国同時多発テロ（2001年），リーマンショック（2008年），東日本大震災・福島第1原発事故（2011年）など，今に継続している（決して風化させられない）出来事が重く堆積している。そのためか，これらが起きたのは，ほんの1，2年前のような錯覚にとらわれる。

　家政学（生活科学）・栄養学分野に資する教科書として出版された『細菌学』〔大黒勇著，1967（昭和42）年〕，『新版細菌学』〔大黒勇，橋本雅一，黒坂公生著，1980（昭和55）年〕は，『微生物学』〔橋本雅一編著，1990（平成2）年〕，『新微生物学』〔奥脇義行編著，1994（平成6）年〕へと引き継がれてきた。さらに21世紀へ移るのと同じくして，家政学・栄養学の視点をもつアレルギー・免疫学の領域を取り入れ，書名も『微生物と免疫』〔奥脇義行編著，2002（平成14）年〕とした。その後の微生物・感染症学，免疫学領域におけるめざましい新知見の集積やいわゆる「新感染症法」の制定〔2008（平成20）年〕などに合わせて，2009（平成21）年『改訂微生物と免疫』（髙橋信二編著）が刊行された。

　いずれも，各時代におけるその専門領域の研究・教育歴の長い経験豊かな大家が，教育に生かすべく鋭意努力を傾けられ，さらに建帛社編集部の惜しみない力添えもあって，多くの教員・学生に支持される教科書としての使命を果たしてきた。しかし，一昨年9月，前編著者の髙橋信二先生が不慮の事故で他界された。そのため，私が編者を引き継ぎ『新版微生物と免疫』として，刊行することとなった。

　このたび刊行されるに至った『新版微生物と免疫』は，それぞれの時代で担ってきた教科書の流れを汲むものである。これまでと同様，学生にとって「わかりやすい本」を命題とし，図，表を多用して記述し，さらに理解の助けに「側注」を設けている。単に教科書としてだけでなく，疑問に思う事柄に対応できる参考書としても活用できる。

　新版とするにあたって，これまでの執筆陣に新たにこの分野の研究・教育歴の長い太田利子先生に加わっていただき，また執筆分担も若干変更した。これまでの本とは一新したものになったと自負している反面，種々欠点もみられるかもしれない。内容について気づかれた点など遠慮なくご叱責・ご教授いただき，いっそうの充実が図れれば著者らの望外の喜びである。

　本書の刊行にあたり，企画編集に終始ご尽力いただいた建帛社根津龍平氏に感謝の意を表したい。

2014年2月

林　　修

新版改訂にあたって

　昨年12月中国武漢に始まる新型コロナウイルス感染症は瞬く間にアジア，欧米，アフリカに拡がり，１年も経ないうちに全世界の感染者数が4,000万人を超えた。その勢いは波を繰り返し，依然収束の見通しがつかない。人類は，過去にインフルエンザウイルス（1918〜1919年スペインかぜ）やヒト免疫不全ウイルス（1980年代 AIDS），コロナウイルス（2002年重症急性呼吸器症候群 SARS，2012年中東呼吸器症候群 MERS）の"パンデミック"を経験したはずだが，未経験の病原体に対しては残念ながら無力に等しい。有効な治療薬やワクチンの無い状況では，感染主体である病原体の理解とそれに晒される身体の防御機構である免疫能が唯一の頼りとなる。改めて"微生物"と"免疫"の重要性が思い知らされる。

　本書の「新版」刊行から６年が過ぎた。今般，この間の新知見等を取り入れ「新版改訂」を刊行することとした。改訂にあたり，微生物学や免疫学分野の研究・教育に携わっている先生に新たに加わっていただくとともに，これまでの執筆者・執筆分担を若干変更した。内容構成には慎重を期したが，誤りや欠点もみられるかもしれない。前版同様に，お気づきの点などあれば遠慮なくご叱責・ご教授いただき，いっそう充実していければ著者らの望外の喜びである。

2020年10月

林　　修

目次

第 I 部　序　説

第 1 章　微生物学と免疫学の領域

　微生物は，通常肉眼では見えない。19世紀フランスのパスツール（L. Pasteur）やドイツのコッホ（R. Koch）によって，空気中の微生物と伝染性疾患との因果関係が追究され，多くの病原細菌の発見とともに微生物学の基礎が築かれた。それ以後，感染症における病原体としての「微生物」の究明が進められる一方，ゼンメルワイス（I. P. Semmelweis）による消毒法やフレミング（A. Fleming）による抗生物質の発見，ジェンナー（E. Jenner）による牛痘法およびパスツールのワクチン予防接種法など疾病への対処法が創出されてきた。これらの微生物研究は，何世紀にもわたって人類を苦しめてきた多くの病気の克服に大きく貢献し，われわれはさまざまなかたちでその恩恵を被ってきた。

　微生物学（microbiology）は，一般に細菌（bacteria）や古細菌（archaea），原生生物（protist），真菌（fungi）などの特徴と機能を明らかにしていく学問領域である。特に病原体としての微生物は，ウイルスを含め医微生物学（medical microbiology）などで扱われる。また，抗生物質製造や発酵・醸造など薬学や農学，理学分野および分子生物学や遺伝学分野での利用・開発にかかわる応用微生物学（applied microbiology），さらに物質循環や環境における微生物との相互作用を扱う微生物生態学（microbial ecology）がある。微生物はさまざまな分野で扱われ，限りない可能性を秘めているともいえる。

　病原体の発見とともに微生物・細菌学が発展してきたのに対して，免疫学（immunology）は，ヒト・動物に備わる防御力とその仕組みの追究としてともに発展してきた。北里柴三郎・ベーリング（E. von Behring）による抗毒素，メチニコフ（E. Metchnikoff）による貪食細胞の発見は予防接種法とともに免疫学の原点といえる。侵入しようとする微生物や体内に生じた癌細胞に対して，免疫系はこれらを排除することで個々の身体を護っている。一方で移植される臓器や細胞を拒絶し，人によっては花粉症や喘息などのアレルギー反応や自己免疫疾患を起こす。免疫系は，ストレス反応や神経・内分泌系と相互連関し，さらに腸内フローラとの作用も知られ，生体の恒常性を保つうえでも重要である。特に腸内フローラは，免疫系の成熟に欠かせない存在であると同時に，近年の遺伝子塩基配列解析技術により，消化器関連疾患だけでなく，アレルギーや心血管疾患，さらに自閉症・発達障がいにも関連することが明らかになっ

てきた。癌免疫療法では，癌細胞を攻撃する免疫能の強化を目指すこれまでの方向に対して，癌細胞がつくる免疫抑制分子に作用してそのブレーキを解除する免疫チェックポイント阻害薬による新たな治療法に期待が集まった。

　一方，感染症の減少に伴って研究の対象は次第にアレルギーや自己免疫疾患などの免疫関連疾患へと移っていったが，20世紀後半，種々の抗生物質に対する耐性菌の出現や，ヒト免疫不全ウイルス（human immunodeficiency virus；HIV）や新型インフルエンザウイルス，重症急性呼吸器症候群（severe acute respiratory syndrome；SARS）や中東呼吸器症候群（middle east respiratory syndrome；MERS）コロナウイルスなどの新しい感染症が出現したことによって，再び感染症への関心が高まり微生物学と免疫学研究の相互理解の必要性が再確認されてきた。近年の自然免疫系にかかわる，たとえば病原体センサーとしての Toll 様レセプター（受容体）（TLR）に関する研究の進歩を通じて，これまで見過ごされていた自然免疫系が，感染初期と後の免疫応答への橋渡しとしての役割だけでなく，アレルギー疾患・自己免疫疾患との相互の関連性が見出されてきている。微生物学と免疫学両研究分野の融合による成果として感染症の新たな制御法の開発や iPS 細胞による再生医療とともに，アレルギー疾患・自己免疫疾患の治療への発展など，新たな医学研究が展開されつつある。

COLUMN　免疫チェックポイント阻害薬

　PD‐1（Programmed Death‐1）は，T 細胞の活性化に伴って表出し，不必要な活性化が長続きしないよう抑える信号を伝えるタンパク質として，1992年本庶佑教授らによって発見された。癌細胞は PD‐L1を表出し，PD‐1との結合を介して T 細胞にブレーキをかけてしまう。このブレーキを外す免疫チェックポイント阻害薬がニボルマブ（抗 PD‐1抗体）である。活性化キラーT 細胞上に現れて抑制的に働く細胞傷害性 T リンパ球関連分子4（CTLA‐4；cytotoxic T lymphocyte‐associated molecule‐4）に作用して，そのブレーキを解除するイピリムマブ（抗 CTLA‐4抗体）を開発したジェームス・アリソン博士とともに2018年ノーベル医学・生理学賞を受賞した。

第Ⅰ部　序　説

第2章　微生物学と免疫学の歴史

1 顕微鏡の発明以前

　人類は長い間，微生物の存在を知らなかったが，古代から微生物の働きをうまく利用し，酒，パン，ヨーグルトなどの発酵食品を製造してきた。一方で，病原微生物に絶え間なく襲われ苦しめられてきた。医学の祖と呼ばれるギリシャのヒポクラテス（Hippocrates）は，鋭い観察を通して，いろいろの病気が"神のしわざ"ではなく，汚れた空気を吸入することによるものだと唱えた（ミアズマ説，紀元前400頃）。ヒポクラテスと同じ頃，ギリシャの歴史家ツキユデイデス（Thucydides）によって，ペロポネソス戦争中，アテネで流行した疫病から回復した者はその疫病にかかった患者の世話をしても疫病にかからなかったと記録されており，当時から疫病後に身体を守る仕組みが備わることを知っていたことがわかる。

　14〜15世紀には，ヨーロッパでペスト，天然痘，発疹チフスが大流行した。特にペストは黒死病と呼ばれて恐れられ，ヨーロッパの全人口の1/3以上を死に追いやった。16世紀になると，コロンブス（Columbus）の新大陸発見（1492）に伴ってヨーロッパにもたらされた梅毒が，やがて世界中に流行するようになる。これらの伝染病は患者と直接あるいは間接の接触により伝播するということが経験的に知られるようになり，フラカストロ（G. Fracastro）は疾病は伝染性生物（contagium vivum）によって伝播されるとしてコンタギオン説を唱えた。さらに伝播の方法には，直接の接触，媒介物を介する接触，空気によるものがあることを示したが，微生物の存在を確かめる方法がなかった当時，ミアズマ説を打破するまでには至らなかった。

ミアズマ説
ヒポクラテスは汚れた空気をミアズマ（miasma）と呼んだことが記録に残っており，中世に至るまでの長い期間，多くの人々にミアズマ説として信じられた。

2 顕微鏡の発明と微生物の発見

　17世紀の初め，オランダのヤンセン（Z. Janssen）は2枚のレンズを使った複式顕微鏡を考案した。イギリスのフック（R. Hooke）は複式顕微鏡を用いて，1665年にコルクの薄い切片を観察し，小さな規則正しい部屋のように見えるものを発見して細胞（cell）と名づけた。オランダのアマチュアのレンズ磨きで

あったレーウェンフック（A. van Leeuwenhoek）は１枚のレンズで300倍に拡大して見ることのできる顕微鏡を製作して，さまざまなものを観察した。自身でアニマルクル（極微動物）と名づけた小さな生き物を最初に認めたのは1674年とされる。

3　微生物自然発生説の否定および腐敗，発酵の解明

　19世紀になっても，人々の多くは腐肉が蛆虫（うじむし）を自然に発生させると信じていた。微生物は無機物から生じるという微生物自然発生説が科学者の間でもなお信じられており，イタリアのスパランツァーニ（L. Spallanzani）は，肉汁を入れたフラスコを沸騰させたのち，密封して生物が発生しないことを示したが受け入れられなかった。フランス科学アカデミーが開催した自然発生説の疑問に迫る競技会に参加したパスツールは，自分で考案した“白鳥の首フラスコ”（図Ⅰ-2-1）を用いて自然発生説を否定することに成功した（1861）。すなわち，肉汁を沸騰させて殺菌したフラスコは微生物の増殖がみられることなく透明のまま保たれることを明らかにした。

　パスツールは，発酵作用の本態が微生物の作用であることを証明し，また，腐敗作用も腐敗を引き起こす細菌のしわざであることを，不純発酵したワイン樽のなかに見出した。さらにパスツールは，腐敗の原因微生物を殺し，ワインの味や香りは損なわない低温殺菌法（たとえば60℃で30分加熱，パスツリゼーション）を考案したが，この方法は今日でも，牛乳をはじめさまざまな食品の殺菌に用いられている。

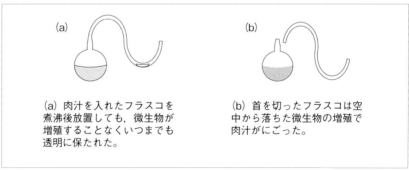

（a）肉汁を入れたフラスコを煮沸後放置しても，微生物が増殖することなくいつまでも透明に保たれた。

（b）首を切ったフラスコは空中から落ちた微生物の増殖で肉汁がにごった。

図Ⅰ-2-1　白鳥の首フラスコによる自然発生説の否定

4 現代の微生物学と免疫学の基礎の確立

（1）病原細菌の発見

ドイツのコッホは1876年に炭疽菌を発見した。通常の細胞と芽胞の両方を見出し，取り扱い法を開発している。1881年には，固形培地を用いて細菌の純粋培養に成功，さらに1882年に結核菌（*Mycobacterium tuberculosis*）を発見した。そのとき，コッホは伝染病と病原微生物との関係について"コッホの条件（4原則）"に沿って証明を行った。この証明法は，当時次々と発見された病原菌の同定に大きく貢献した。

1890年代までに，パスツールおよびコッホの一門を中心に日本人も含め多くの研究者たちによって，ほとんどの重要な病原細菌が発見された（表Ⅰ-2-1）。

（2）ウイルスの発見

ウイルスは，電子顕微鏡が発明される1930年代まで目にすることはできなかったが，細菌とは異なる小さな病原体のあることが認識されはじめたのは19世紀末であった。1892年，イワノフスキー（D. Iwanowsky）はタバコモザイク病の病原体が病原細菌を除去するために用いる細菌ろ過器を通過してしまうことを見出した。レフラー（F. Loeffler）とフロシュ（P. Frosch）は牛の口蹄疫の病原体が同じように細菌ろ過器を通過し，培地で培養できないことを示した（1898）。1899年，ベイエリンク（M. Beijerinck）は，タバコモザイク病の病原体が細菌ろ過器を通過したのちも感染性を保持していることを見出し，生きている液性感染源（contagium vivum fluidum）と呼んだ。トゥオート（F. Twort, 1915）やデレル（F. d'Herelle, 1917）により，細菌のコロニーを溶かす感染因子（細菌に感染するウイルス）が発見され，バクテリオファージと命名された。1935年にスタンリー（W. Stanley）はタバコモザイクウイルスを結晶化することに成功し，1939年にウイルスとして初めて電子顕微鏡により観

コッホの条件（4原則）
①特定の病原体がある病気の原因であるためには，その病原体がいつもその病気の病変部に証明されなければならない。②病変部から分離された病原体が純粋培養されなければならない。③純粋培養した病原体を感受性のある動物に接種したとき，もとの病気が再現されなければならない。④感染した動物の病変部に再び同じ病原体が証明されなければならない。
コッホの師であるヘンレ（J. Henle）が唱えた3原則に④の項目が加わっているので，コッホの条件（4原則）と呼ばれる。病原菌によっては，条件を満たすのが困難なものもある。

表Ⅰ-2-1　主な病原細菌の発見

病原菌	発見年	発見者	病原菌	発見年	発見者
らい菌	1873	ハンセン	大腸菌	1885	エシェリッヒ
チフス菌	1873	エーベルト	肺炎球菌	1886	フレンケル
炭疽菌	1876	コッホ	破傷風菌	1889	北里柴三郎
結核菌	1882	コッホ	インフルエンザ菌	1892	パイフェル
コレラ菌	1883	コッホ	ペスト菌	1894	北里柴三郎，イェルサン
ジフテリア菌	1884	レフラー	赤痢菌	1898	志賀潔
レンサ球菌	1884	ローゼンバッハ	ボツリヌス菌	1898	エルメンゲム

察された。

（3）ワクチンの開発

　イギリスのジェンナーは，牛痘にかかった乳搾りの女は天然痘にかからないという言い伝えに示唆を得て，牛痘の膿を少年に接種し，そののちその少年に天然痘の膿を接種した。少年は天然痘を発症せず，ジェンナーは1796年に天然痘の予防法（種痘法）を発表した。種痘法は，感染症に対する史上初の安全な予防法であり，世界中の人々を天然痘の恐怖から救った。

　パスツールはニワトリコレラ菌の古くなった培養液を数羽のニワトリに接種したがコレラを発症せず，その後，それらのニワトリに新鮮なコレラ菌（*Vibrio cholerae*）の培養液を接種しても発症しなかったことから，古い病原菌は病気を起こす能力を失ったものの，宿主に免疫を与える能力（免疫原性）は保っているという考えに到達した。この発見をきっかけに，パスツールは他の病原体についても同じような効果を期待できると考え，さまざまな病原体を特殊な方法で培養するなどして病原性を低下させたのち宿主に接種して病気を起こさないようにする予防接種法（免疫を与える方法）の開発に着手した。炭疽病（1881）や狂犬病（1885）の予防法を確立したが，パスツールはおよそ100年前にジェンナーが成功した天然痘の予防法，すなわち牛痘を用いた種痘にちなんで，免疫原となる弱毒病原体をワクチン（vaccine），予防法をワクチネーション（vaccination）と名づけた。

　1949年，エンダース（J. Enders）はサルの腎細胞でポリオウイルスの培養に成功し，細胞培養技術の発展へと導いたが，それらの技術はワクチンの開発に多大な貢献をした。

COLUMN　北里柴三郎の功績

　コッホのもとに留学した北里柴三郎は，1889年，不可能とされていた破傷風菌（*Clostridium tetani*）の純粋培養に成功した。嫌気性や，80℃でも生き残る性質を証明し，動物に接種して発症を確かめた。さらに培養液中に毒素を見出し，破傷風の原因であること，毒素を変性して免疫した動物は強力な毒素にも耐えること，免疫して得た抗血清には毒素中和抗体が含まれることを明らかにした。北里は免疫血清療法の基礎を確立するとともに，実際に抗血清を患者に使用して治療を試みている。

　この年，コッホのもとに入門したベーリングは，ジフテリア患者に抗血清を投入し免疫血清療法に成功する。その功績が，第1回ノーベル医学・生理学賞の受賞へ導いたが，免疫血清療法を記した最初の論文「動物におけるジフテリア免疫と破傷風免疫の成立について」はベーリングと北里の共著である。

（4）抗毒素の発見と免疫血清療法の創始

　1888年，パスツール一門のルー（P. Roux）とイェルサン（A. Yersin）は，ジフテリア菌の培養液中に外毒素が産生されること，これを動物に接種すると動物の血清中に毒素を中和する物質（抗毒素，免疫血清）ができること，この抗毒素は別の動物に移入できることなどを明らかにした。1889年，コッホ一門の北里柴三郎は破傷風菌とその外毒素を発見し，ジフテリア菌と同様に外毒素に対して抗毒素ができること，および抗毒素は治療に応用できることを動物実験で証明した。続いて，1891年にはベーリングがジフテリアの抗毒素を用いてジフテリアの治療（免疫血清療法）に成功し，北里と共同で免疫血清の注射が毒素に苦しむ患者に対する有効な治療法であることを明らかにした。

（5）免疫学の発展の歴史

　1894年，パイフェル（R. F. J. Pfeiffer）は，コレラ菌に対する新鮮な抗血清がコレラ菌を溶かすことを観察し，菌に特異的に結合する物質を抗体と命名した。抗体の結合した菌の溶解を助ける血清中の因子は，ブフナー（H. E. A. Buchner）やボルデ（J. Bordet）によって発見され（1895），エールリッヒ（P. Ehrlich）によって補体と命名された。

　エールリッヒは，1897年，感染後に抗体がどのようにして生じ，特異性をもつのかについて，化学的に適合する側鎖〔レセプター（受容体）〕が細胞にあるという側鎖説を提唱した。

　1907年，ランドシュタイナー（K. Landsteiner）はタンパク質に構造のわかった低分子化合物を結合させて免疫し，得られた抗血清（抗体）の反応性から抗原特異性は化学構造によることを明らかにした。その後，抗体と抗原との反応について化学的解析が進められ，1938年，抗体はティセリウス（A. W. K. Tisselius）とカバット（E. A. Kabat）によりγグロブリンであることが示された。また，ランドシュタイナーはABO式血液型を1900年に，Rh式血液型をウイーナー（A. Wiener）と共同で1940年に発見し，輸血の基礎を築くとともに，輸血副作用や血液型不適合妊娠の原因がヒト同士の免疫反応によることを証明した。1960年に，ポーター（R. R. Porter），エーデルマン（G. M. Edelman）によって抗体タンパク質の構造が明らかにされた。

　メチニコフは，1884年，白血球が外部から侵入した粒子を取り込むことを発見し，貪食細胞と名づけ，貪食の過程が生体防御のうえで最も重要であることを提唱し細胞性免疫の基礎を築いた。

　1954年，グリック（B. Glick）はニワトリのファブリキウス嚢がγグロブリンの産生に関与していることを発見し，1961年にミラー（J. Miller）は出生直後のマウスの胸腺を摘出すると生体のリンパ球数が減少し，移植片の拒絶反応

免疫の語源
免疫（immunity）という言葉は，ラテン語のimmunitas，すなわち"課役（munitas）から免除される"という意味からきている。いったん苦しめるもの（疫病）にかかって回復すると，終生その疫病から免れるという現象に対して名づけられたものである。

7

ができなくなることを発見した。これらの研究を基礎として，ファブリキウス嚢がB細胞の産生場所であり体液性免疫に関与すること，胸腺がT細胞の産生場所であり細胞性免疫に関与することが明らかにされ，その後の免疫学のめざましい発展へ道が開かれることとなった。

　1959年，バーネット（M. Burnet）は抗原特異的な抗体の産生および生体の自己と非自己の抗原認識機構について，クローン選択説を発表した。バーネットは自己に対しては免疫寛容になること，非自己の抗原も胎生期に与えられると自己の体成分と同様に免疫系が反応しなくなることを唱えたが，これをメダワー（P. B. Medawar）はマウスを用いて実験的に証明した。

　1975年，ケーラー（G. Köhler）とミルスタイン（C. Milstein）によりミエローマ細胞とリンパ球を細胞融合してモノクローナル抗体を作製する技術が開発された。以後，モノクローナル抗体と遺伝子操作技術を用いて免疫反応に関係するさまざまな分子が明らかにされ，免疫現象の分子レベルでの解明が急速に進んだ。1977年，利根川進により抗体の多様性獲得の仕組みである免疫グロブリン遺伝子の再構成機構が解明された。1983年には，谷口克によりインターロイキン-2〔interleukin-2（IL－2）〕遺伝子が分離された。

（6）アレルギーの発見

　アレルギー疾患の観察はかなり古くからあり，紀元初めにはその記載がなされている。毒素を動物に免疫して抗毒素をつくる研究が盛んになると，正常な動物に無害な量の毒素を何回も注射したとき，激しい症状があらわれることが観察され，過敏症という記載がなされた。コッホは結核菌をモルモットに皮下注射した場合，注射部位に硬結，潰瘍などが起こり，やがて全身感染を起こして死に至ること，しかし，結核菌を最初の注射から4週目頃に別の場所に再び注射すると，注射局所は速やかに硬結，壊死を起こして排除され，残った潰瘍は治癒することを観察した。これはコッホ現象と呼ばれ，遅延型過敏症（delayed type hypersensitivity；DTH）の原型と考えられている。その後，コッホは結核の診断のためにツベルクリン反応を考案した。

　1902年，フランスのポルチエ（P. J. Portier）とリシュー（C. R. Richet）は毒素の反復注射が重篤な傷害を引き起こすことを観察し，この現象をアナフィラキシー（無防御）と名づけた。

　1903年，リシューの弟子であるアルサス（M. Arthus）はウサギにウマ血清を注射して，皮下局所に同一血清を注射したところ，局所に浮腫，発赤，壊疽が起き，やがて治癒することを認めた。この現象はアルサス現象と呼ばれている。

　抗毒素血清療法が広く行われるようになると，発疹，胃腸障害，呼吸困難，鼻や目の粘膜の激しい症状などがしばしば観察された。個体がある物質に接触

アナフィラキシー（無防御）
愛犬にイソギンチャクの毒を少量注射して，しばらく期間をおいたのち，同一毒素を注射したところ，愛犬は予想に反して激しく苦しみ出し間もなく死んでしまった。毒素に対する防御を期待していたリシューらは，逆の結果となってしまったので防御の逆であるアナフィラキシーという言葉を提唱した。

し，一定期間後に同じ物質に接触すると，最初とは異なる反応を起こすようになることを，ピルケ（C. von Pirquet）は"変化した反応能力"を意味するアレルギー（allergy）と命名した（1906）。

5　消毒法と化学療法の創始

（1）消毒法

ハンガリーのゼンメルワイスは，ウィーン大学で学んでいるとき，剖検所見から産褥熱が膿血症を起こす腐敗性物質と同じ原因で起きるということに気づき，分娩中の患者の処置にさまざまな衛生管理の手法を取り入れ産褥熱の防止に努めた。

イギリスのリスター（J. Lister）はパスツールの腐敗に関する論文に示唆を得て，手術後の化膿が空気中の微生物により起きると考え，手術時に石炭酸を噴霧して消毒を行う無菌手術法を考案した。その結果，手術後の化膿は激減し，今日の無菌手術法への道を開いた。

（2）化学療法

病原微生物を殺して感染症を治癒するために化学物質を用いる方法が化学療法であるが，エールリッヒは秦佐八郎とともに梅毒治療薬サルバルサンの開発に成功した（1910）。宿主に傷害作用を示すことなく，病原体に特異的に傷害を及ぼす（選択毒性）作用のある化学薬剤の第一号である。1935年にドーマク（G. Domagk）は，赤色色素プロントジールが溶血性レンサ球菌の実験的感染症に有効であることを発見した。この薬剤は体外では抗菌作用を示さず，体内で抗菌活性をもつスルファニルアミドに分解されることが判明した。その後，さまざまな誘導体のスルファミン系薬剤が開発され，合成化学療法剤の発展へとつながった。

一方，フレミングは青カビが黄色ブドウ球菌（*Staphylococcus aureus*）の発育を阻止する抗菌物質をつくることを発見し，抗菌物質をペニシリンと命名した（1929）。フローリー（H. W. Florey）とチェイン（E. Chain）はペニシリンの大量生産に成功した（1941）。ワクスマン（S. A. Waksman）は，アクチノマイシンの発見後，抗生物質のスクリーニング法を確立し，放線菌がストレプトマイシンをつくることを発見した（1944）。以来，化学療法の基本となる抗生物質が数多く発見され，感染症の治療に広く用いられているが，薬剤耐性菌の増加が今新たな問題を投げかけている。ワクスマンは微生物のつくる抗菌物質を抗生物質と呼ぶことを提唱したが，現在では微生物のつくる生物活性物質およびその誘導体，人工合成の化学物質も含めて抗菌薬（剤）と呼んでいる。

6　新興・再興感染症

新興感染症や再興感染症の原因
新興感染症の出現および再興感染症の増加については次のような原因が考えられている。人口の増加と都市集中化，貧困・低栄養・難民の増加，不潔な飲料水，森林破壊，食糧の国際間の流通，地球の温暖化，高齢化，人間の行動の変化（旅行，性行動，生活様式の変化），抗生物質の過剰投与による薬剤耐性菌の出現などである。

新型コロナウイルス感染症（Coronavirus disease 2019；COVID-19）
2019年12月に武漢で患者を確認，瞬く間に世界的流行（パンデミック）が起き，210以上の国・地域に 4,000万人以上の感染，110万人以上の死者を出した（2020年10月現在）。

　新興感染症とは，これまで知られていなかった感染症で，局地的に，あるいは国際的に公衆衛生上問題となる感染症を主にさす。再興感染症とは，既知の感染症で，すでに公衆衛生上問題とならない程度に患者数が減少していた感染症のうち，再び流行し始め患者数が増加したものをさす。世界保健機関（World Health Organization；WHO）は1970年以降，30種以上もの新興感染症が出現したとしている。日本においても，クリプトスポリジウム，レジオネラ（*Legionella*），キャンピロバクター（*Campylobacter*），病原性大腸菌 O 157，後天性ヒト免疫不全ウイルス（human immunodeficiency virus；HIV），C型肝炎ウイルス，E型肝炎ウイルス，新型コロナウイルス（Severe acute respiratory syndrome coronavirus 2；SARS-CoV-2）などの感染が報告されている。再興感染症についてはペスト，結核，ジフテリア，コレラ，マラリアなどの流行が新たな問題をかかえている。わが国では劇症型A群レンサ球菌感染症，結核，サルモネラ症，エキノコックス症，マラリアなどが注目を集めている。

　WHOは感染症制圧戦略として，①国レベルの強力なサーベイランスシステムの確立および制圧プログラムの設定，②国際的情報ネットワークの構築，③国際的な施策，協力，迅速な情報交換，④国レベルおよび国際間の感染症流行に対応した効果的な準備と国際的流行に際しての迅速な対応，を掲げている。

　交通，輸送手段の発達で，外国との交流は今後も盛んになる一方である。ヒトや物を介して国外から持ち込まれるいわゆる輸入感染症への検疫体制や二次流行の阻止を目的とした対策は重要性を増している。

参考文献
＊内海爽，大西克成，金政泰弘ほか編：エッセンシャル微生物学　第4版．医歯薬出版，2000
＊神谷茂，高橋秀実，林英生ほか監訳：ブラック微生物学　第3版．丸善，2014

第1章　微生物の特徴と分類学的位置

1　生物界の分類

　リンネ（Carl von Linné）は分類学（taxonomy）の父とも呼ばれる。リンネの功績は，①既知の動植物について情報を整理し，それぞれの種の特徴や類似する生物との相違点を記し，生物の分類を体系化した，②生物分類の基本単位である「種」のほかに，「綱」「目」「属」という上位の分類単位を設け，それらを階層的に位置づけた，③生物の学名を，属名と種名の2語で表す二名法を体系づけた，ことである。後世の分類学者たちはリンネの功績に基づいて，分類階級をさらに発展させ，現代の階層構造をつくり上げた。

　生物界を形態的特徴に基づいて，動物界（Animalia）と植物界（Plantae）に分けた従来の方法から，ヘッケル（E. H. Haeckel, 1866）は，単細胞生物を独立させ，3界説〔動物界，植物界，原生生物界（Protista）〕を提唱した。次いで，コープランド（H. Copeland, 1938）は，原生生物界から細菌類〔モネラ界（Monera）〕を独立させた4界説（動物界，植物界，原生生物界，モネラ界），さらにホイタッカー（R. H. Whittaker, 1959）は，菌類界（Fungi）を独立させ，5界説（動物界，植物界，原生生物界，菌類界，モネラ界）を提唱した。1950年代からは電子顕微鏡の発達によって微細な細胞構造が明らかになり，ステニアー（R. Stanier, 1961）によって生物界を核膜をもたない原核生物と核膜をもつ真核生物の2つに分ける画期的な分類方法が提唱された。この2分法は5界説と並行して認められた。しかし，1970年代に入ると，ウーズ（C. R. Woese, 1990）は，すべての生物に共通して存在するリボソームRNA（ribonucleic acid；リボ核酸）（rRNA）の塩基配列によって生物界を3つの領域（3ドメイン），バクテリア〔細菌（Bacteria）〕，アーキア〔古細菌（Archaea）〕，ユーカリヤ〔真核生物（Eucarya）〕に分類した。

　このように，分類法は科学技術の進歩（光学顕微鏡の進歩，電子顕微鏡の発明，生化学的検査法，分子生物学的進歩）に伴って個体の構造や性質から細胞学的，さらに分子生物学的分類へと移り変わっていった。

2 生物界における微生物の位置

　表Ⅱ-1-1に微生物の分類学的位置を示す。微生物（microorganismまたはmicrobe）とは，一般に肉眼では識別することのできない微小な生物の総称である。構成基本単位は細胞であり，細菌（bacterium，複数形bacteria），古細菌（archaebacteria），真菌〔カビ，菌類（fungus，複数形fungi)〕，原生動物〔原虫（protozoa)〕，藻類（algae）が含まれる。

　ウイルスは細胞ではないが，生きた細胞に侵入し，自己の成分を合成することができるため，生物と無生物の境界に位置する。感染性タンパク質であるプリオンは無生物である。しかし，ウイルスもプリオンも重要な病原体であるため，便宜上微生物領域に含まれている。

プリオン
ヒトや動物は正常なプリオンタンパク質をもつ。プリオン病は遺伝子変異によって生じた異常型プリオンタンパク質が神経細胞内に蓄積して発病する。ウシ海綿状脳症（BSE）やヒトのクロイツフェルト・ヤコブ病の原因である。

3 微生物の分類と一般性状

　微生物を原核生物，真核生物，ウイルスの3つに大別し，以下にそれぞれの特徴について述べる。

（1）原核生物と真核生物

　原核生物と真核生物の大きな違いは核膜の有無である。原核生物と真核生物の主な細胞構造の違いを表Ⅱ-1-2に示す。

表Ⅱ-1-1　微生物の分類学的位置

分類法	2分法	5界説		3ドメイン
生物	真核生物	植物界 　藻類	動物界	ユーカリア
		菌界 　真菌　糸状菌 　　　　酵母様真菌	原生生物界 　原虫　根足虫類 　　　　鞭毛虫類 　　　　線毛虫類 　　　　胞子虫類	
	原核生物	古細菌　高度高熱菌 　　　　高度好酸菌		アーキア
		原核生物界（モネラ界） 　細菌　細菌 　　　　マイコプラズマ 　　　　リケッチア 　　　　クラミジア		バクテリア
		ウイルス　動物ウイルス 　　　　　植物ウイルス 　　　　　バクテリオファージ		
無生物		プリオン		

表Ⅱ-1-2　原核生物と真核生物の相違

		原核生物	真核生物	
		細菌	真菌	原虫
細胞壁 （組成）		＋ （ペプチドグリカン）	＋ （キチン，グルカン，マンナン）	－
核	核膜	－	＋	＋
	染色体数	1（閉環状2本鎖DNA）	複数	複数
	核小体	－	＋	＋
	有糸分裂	－	＋	＋
細胞質	ミトコンドリア	－	＋	＋
	ゴルジ体	－	＋	＋
	リボソーム	＋	＋	＋

1）細胞壁

　肺炎マイコプラズマを除く，すべての細菌と真菌は細胞壁を有する。原虫は細胞壁をもたない。細菌の細胞壁の基本組成はペプチドグリカンであり，真菌はキチン，グルカン，マンナンなどである。

2）核

　原核生物は核膜をもたず，DNA（deoxyribonucleic acid；デオキシリボ核酸）は細胞質に露出している。染色体数は1つで，閉環状の2本鎖DNAである。核小体をもたず，有糸分裂はしない。真核生物は核膜をもち，染色対数は複数である。核小体をもち，有糸分裂する。

3）細胞質

　原核生物にはミトコンドリア，ゴルジ体は存在せず，真核生物には存在する。リボソームは細菌，真菌，原虫いずれにも存在する。

（2）細菌とウイルスの一般性状

　細菌とウイルスの一般性状を表Ⅱ-1-3に示す。マイコプラズマ（*Mycoplasma*），リケッチア（*Rickettsia*），クラミジア（*Chlamydia*）は細菌であるが，一般の細菌と違い，特徴的な性状を示すため，別に示した。

　細菌は光学顕微鏡で観察可能である。細菌の大きさは菌種によって異なるが，おおよそ0.3〜10μmであり，細菌ろ過器を通過しない。また，一定の形状を保つための強固な細胞壁を有する。例外的にマイコプラズマは細胞壁を欠いているため，細菌のなかでは最も小さく，300nm程度であり，光学顕微鏡では個々の細胞形態は明確に観察できない。また，細胞は多形性を示し，細菌ろ過器を通過する。リケッチアとクラミジアは生きた動物細胞内でのみ増殖する偏性細胞内寄生性である。したがって人工培地では増殖できない。また，リケッチアは節足動物媒介性である。

　ウイルスの大きさは，30〜300nmと細菌と比較するとはるかに小さく，細

細菌ろ過器
熱を加えられない薬剤などの液体から微生物を除去するためのフィルターである。通常は孔径0.2μmのものを用いる。

人工培地
生きた細胞や血清，血液など人工的に製造できない組成を含まない培地。

表Ⅱ-1-3　細菌とウイルスの一般性状

	光学顕微鏡での観察	0.2 μmフィルター通過性	細胞壁	核酸組成	2分裂増殖	偏性細胞内寄生性	節足動物媒介性
細菌	+	−	+	DNA＋RNA	+	−	+/−
マイコプラズマ	−	+	−	DNA＋RNA	+	−	−
リケッチア	+	−	+	DNA＋RNA	+	+	+
クラミジア	+	−	+	DNA＋RNA	+	+	−
ウイルス	−	+	−	DNA or RNA	−	+	+/−

菌ろ過器を通過する。そのため光学顕微鏡では観察できず，電子顕微鏡を用いる。ウイルスは細胞構造をもたず，遺伝情報を担う核酸と，これを保護するためのタンパク質の殻のみで構成されており，非常に簡単な構造をしている。ウイルスの核酸組成はDNAあるいはRNAのいずれか一方であり，一般に，両者が共存することはない。ウイルス独自で増殖することはできず，宿主細胞内で増殖する偏性細胞内寄生性である。増殖は2分裂増殖ではなく，宿主細胞中で何十〜何百と爆発的に増える。

（3）真菌の一般性状

　カビ，酵母，キノコが真菌に含まれる。真菌は従属栄養の真核生物で，光合成を行わず，大部分は胞子を形成する。真菌細胞の基本形態は，菌糸と酵母様細胞である。菌糸は2〜20 μmの環状構造であり，複雑にからみあった繊維状のものを菌糸体という。菌糸は発芽した胞子から生じ，先端成長と分枝によって成長する。菌糸の重要な構造の1つに隔壁がある。隔壁をつくるものを有隔菌糸，つくらないものを無隔菌糸という。酵母様細胞は単細胞である。3〜5 μmの球状または長球状であり，出芽によって増殖する。

（4）原虫の一般性状

　根足虫類，鞭毛虫類，繊毛虫類，胞子虫類などがある。原生動物とも呼ばれ，細胞壁がない単細胞生物である。生命維持に必要なすべての機能を備えている。食物は貪食作用により摂取している。生殖は無性生殖と有性生殖からなる。また，細胞の一部を運動に利用するように運動器官が発達しているものが多い。水中などで自活するものと，寄生生活するものがあり，後者は複雑な生活環を有するものが多い。

4　種の概念と微生物の命名法

（1）種の概念

　微生物において単一の細胞に由来した細胞の集団を「種（species）」と定義するべきである。しかし便宜上，形態的，生理学的，生化学的，遺伝学的に同じ性状をもつ最小の分類群（taxon，複数形 taxa）が種とされている。

（2）命名法

　微生物の学名（生物につけられた世界共通の名称）は「国際命名規約（International Code）」に従って命名される。ラテン語を用い，イタリック体で示す。学名は属名と種名の2語の組み合わせ（二名法）で表し，属名の最初の文字は大文字で記載し，種名はすべて小文字で記載する。属名は最初の1文字のみ表記し，あとは省略できる。また，日本独自の名前（和名）がつけられている。細菌の和名と学名の例を表Ⅱ-1-4に記す。

　細菌，真菌，原虫の学名はそれぞれ「国際細菌命名規約」「国際植物命名規約」「国際動物命名規約」によって命名される。

　ウイルスの分類と命名は，国際ウイルス分類委員会によって行われる。ウイルスの命名は細菌のようにラテン語を用いる二名法は用いない。分類上の公式名はイタリック体で示し，単語の最初の1文字を大文字で表記する。しかしウイルス名は常に公式名で表記されるとは限らず，しばしば通称名で表記される。たとえば，単純ヘルペスウイルス1型の公式名は *Human herpesvirus 1* とし，日常的に herpes simplex virus 1 という通称名が用いられる。

　ヒトの学名は *Homo sapiens* である。「ヒト」は「人間」の生物学上の和名である。生物学上の種としての存在を示す場合には，カタカナで「ヒト」と表記することが多い。ヒトは分類学上の種としては1種であるが，個人個人の性格はみな違う。微生物も同様で，微生物における個人の単位を株（strain）と呼ぶ。

「属」以上の分類階級

分類階級	
ドメイン	Domain
界	Kingdom
門	Division
綱	Class
目	Order
科	Family
属	Genus
種	Species

表Ⅱ-1-4　細菌の学名

和名	学名		省略表記
	属	種	
大腸菌	*Escherichia*	*coli*	*E. coli*
黄色ブドウ球菌	*Staphylococcus*	*aureus*	*S. aureus*

第2章 細菌学総論

1 細菌の概要

（1）細菌の形態と大きさ

　主な細菌の形態と大きさを図Ⅱ-2-1に示す。細菌は単細胞生物で，形態から球菌，桿菌，らせん菌に大別される。細菌はきわめて小さく，球菌では直径1 μm 程度，桿菌では長径1～5 μm 程度のことが多いが，らせん菌では30 μm に及ぶものもある。

　細菌は，ブドウの房状，連鎖状，双球状のように個々の菌種に特有の配列を示す場合がある。このような特有の配列は，細胞分裂の方向や分裂後の集塊形成の有無に依存しており，個々の細菌を同定する際の特徴となる。

（2）細菌の構造

　細菌は他の生物と同様に細胞膜と細胞質をもつが，ペプチドグリカンからなる細胞壁をもつ点で他の生物と異なっている。また，菌種によって莢膜，粘液

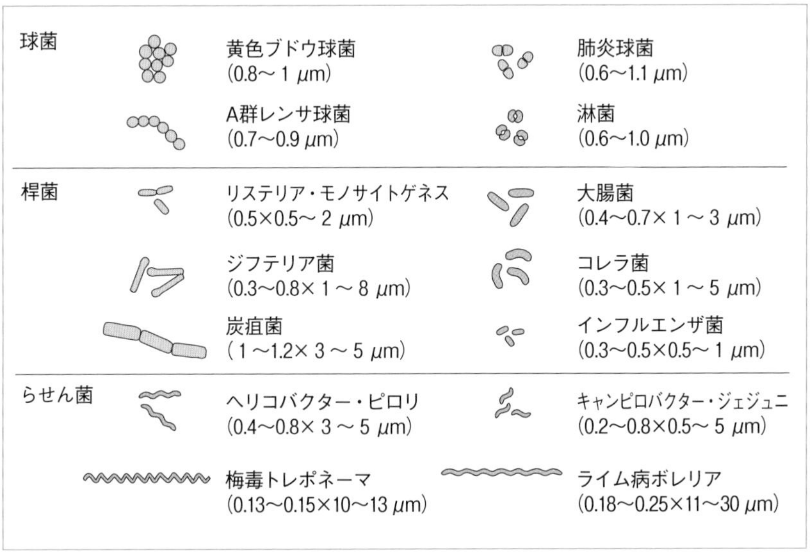

同定
新たに検出した細菌について，形態学的，生化学的，遺伝学的手法を用いて，既知の細菌のどれに一致するかを決定することを同定（identification）という。

球菌		黄色ブドウ球菌 （0.8～1 μm）		肺炎球菌 （0.6～1.1 μm）
		A群レンサ球菌 （0.7～0.9 μm）		淋菌 （0.6～1.0 μm）
桿菌		リステリア・モノサイトゲネス （0.5×0.5～2 μm）		大腸菌 （0.4～0.7×1～3 μm）
		ジフテリア菌 （0.3～0.8×1～8 μm）		コレラ菌 （0.3～0.5×1～5 μm）
		炭疽菌 （1～1.2×3～5 μm）		インフルエンザ菌 （0.3～0.5×0.5～1 μm）
らせん菌		ヘリコバクター・ピロリ （0.4～0.8×3～5 μm）		キャンピロバクター・ジェジュニ （0.2～0.8×0.5～5 μm）
		梅毒トレポネーマ （0.13～0.15×10～13 μm）		ライム病ボレリア （0.18～0.25×11～30 μm）

図Ⅱ-2-1　主な細菌の形態と大きさ

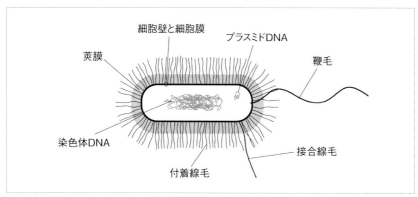

図Ⅱ-2-2　細菌の主な構造

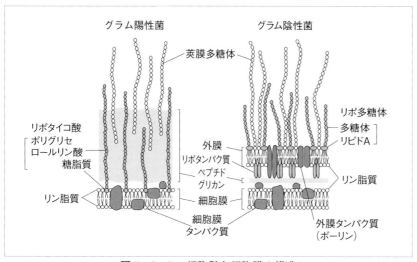

図Ⅱ-2-3　細胞壁と細胞膜の構造

層，鞭毛，芽胞，線毛，分泌装置などの特殊構造をもっている（図Ⅱ-2-2）。

1）細胞壁（cell wall）　細胞壁は，細胞に一定の形状と硬さを与えることで，浸透圧などの環境の変化から細菌を保護する役割を果たしている。細胞壁はグラム陽性菌と陰性菌とで異なるが，両者とも基本構造は N-アセチルグルコサミンと N-アセチルムラミン酸が相互に架橋した網目状構造のペプチドグリカン層である。

　グラム陽性菌の細胞壁では，一層の厚いペプチドグリカン層からなり（図Ⅱ-2-3），リポタイコ酸およびグリセロールタイコ酸，リビトールタイコ酸などのタイコ酸を含んでいる。菌種によってタイコ酸の種類が異なる。

　グラム陰性菌では，外膜（outer membrane），リポタンパク質，ペプチドグリカン層からなる三層構造をしている。外膜はリポ多糖体とリン脂質の脂質部分が向かい合って二重層を形成している。リポ多糖体（lipopolysaccharide；

血清型別
菌体（O 抗原），鞭毛（H 抗原），莢膜（K 抗原）の抗原性に基づいて同一菌種をさらに区別することができる。これを血清型別という。なお，菌体の抗原決定基はリポ多糖体の糖鎖である。

内毒素
グラム陰性菌の細胞壁のリポ多糖体（LPS）を内毒素という。血中でグラム陰性菌が死滅して菌体から LPS が遊離すると毒性を示す。作用は発熱，播種性血管内凝固症候群（DIC），ショックで，どの内毒素も同じである。

LPS）はリピドＡと呼ばれる脂質と多糖体からなる。ポーリンなどの外膜のタンパク質は，膜を貫通して物質の透過孔となっている。リポタンパク質は，脂質部分が外膜に入り込み，ペプチド部分がペプチドグリカンと結合して外膜とペプチドグリカンを結びつけている。外膜と細胞膜との間のペプチドグリカンを含む部分をペリプラズムという。

2）細胞膜（cell membrane）と細胞質（cytoplasm）　　細胞膜は細胞壁の内側に存在し細胞質を包み込んでいる。細胞膜の基本構造はリン脂質で，疎水性の部分が内側に，親水性の部分が外側に向いて並んだ二重層である（図Ⅱ-2-3）。グラム陽性菌では，外側のリン脂質の一部がリポタイコ酸の末端の糖脂質に置き換わっており，リポタイコ酸の結合部位となっている。細胞膜に多種のタンパク質が存在するが，それらの多くは酵素である。透過酵素は細胞質と外界との物質の能動移送の役割を果たし，チトクローム酸化酵素などの呼吸酵素は呼吸によるエネルギーの獲得に関与している。また，細胞壁を合成するペプチドグリカン架橋酵素や細胞外の栄養を細胞内に取り込める大きさに分解する酵素も細胞膜に存在する。

　細胞質はコロイド状で，染色体DNA，プラスミドDNA，RNAなどの核酸のほか，タンパク質合成に関与するリボソーム，種々の酵素，補酵素，代謝産物，無機塩類などを含んでいる。細菌は原核生物で核膜を欠いているため，染色体DNAは明瞭な核構造を示さない。また，真核生物におけるミトコンドリアやゴルジ装置のような明瞭に観察できる構造物を含まない。

3）莢膜（capsule）と粘液層（slime layer）　　莢膜は，多くの細菌では多糖体からなり（図Ⅱ-2-3），炭疽菌ではポリペプチドである。グラム陽性菌の莢膜はペプチドグリカンに結合しており，一方，グラム陰性菌の莢膜は外膜に結合している。多糖体からなる莢膜は，宿主体内において補体の活性化を阻害し，抗原として認識されにくい特徴をもつ。したがって莢膜をもつ細菌は，貪食細胞（好中球やマクロファージ）によるオプソニン貪食に抵抗性で，一般に病原力が強い。

　粘液層は菌体から分泌される多糖体で，莢膜とは異なり細胞に結合していない。たとえば緑膿菌（*Pseudomonas aeruginosa*）は，生体内で多糖体からなる粘液を産生してバイオフィルムと呼ばれる膜状構造物をつくることがある。緑膿菌はバイオフィルム中で増殖し，補体，抗体，貪食細胞による生体防御機構からのがれることができる。

4）鞭毛（flagellum）　　鞭毛は，直径10〜30 nm，長さ10 μm程度のらせん状の構造物で，細菌の運動器官である。鞭毛基部の構造と鞭毛の形態を図Ⅱ-2-4に示す。鞭毛には，極単毛性，極多毛性，周毛性の3つの形態がある。鞭毛の数と部位は，個々の菌種に特有なため菌種の鑑別に用いられる。

　鞭毛は，基部，フック，鞭毛繊維の3つの単位からなっている。基部は中心

プラスミド DNA
プラスミド DNA は分裂に際して自律複製する。染色体 DNA は細菌の生存や増殖に必須であるのに対し，プラスミドは必須ではないが薬剤耐性など，細菌の生存に重要な機能をコードしている。

オプソニン貪食
微生物の表面に抗体や補体が結合することをオプソニン化という。オプソニン化された細菌などが貪食細胞の好中球やマクロファージによってとらえられることをオプソニン貪食といい，重要な感染防御機構の1つである。

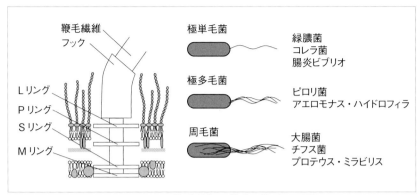

図Ⅱ-2-4　鞭毛基部の構造と鞭毛の形態

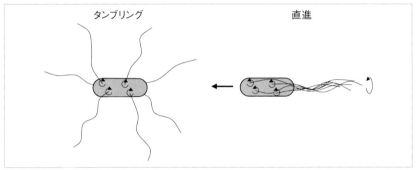

図Ⅱ-2-5　周毛菌の直進とタンブリング

軸とリングで構成され，細胞壁を貫通して細胞膜と結合している。リングは，グラム陰性菌では4枚で，グラム陽性菌では細胞膜中に2枚ある。Mリングと周囲のタンパク質がモーターの役割を果たしており，Mリングの回転によって鞭毛全体が回転する。回転運動はフックを通じて，タンパク質からなるフラジェリン（flagellin）と呼ばれる鞭毛繊維に伝えられ，細胞の運動（走化）に関与する。細菌の走化には正と負がある。正の走化では，栄養素や酸素などが誘引物質として作用し，一方，負の走化では，ある種の重金属イオンなどが忌避物質として作用する。大腸菌やサルモネラ菌などの周毛菌の走化は2つの運動の組み合わせで成り立っている（図Ⅱ-2-5）。1つは直進で，鞭毛は1つの束になってスクリューの役割を果たし前進する。他はタンブリングで，鞭毛は1本1本ばらばらになり，細菌は1か所でうろうろするが，その際，方向転換を生ずる。なお，鞭毛は直進する際，鞭毛の先端から菌体のほうを見て，反時計方向に回転し，タンブリングの際には，時計方向に回転する。

5）芽胞（spore）　芽胞は，グラム陽性桿菌であるバチルス（*Bacillus*）属とクロストリジウム（*Clostridium*）属にのみみられる構造である。芽胞形成細菌のライフサイクルと芽胞の形態を図Ⅱ-2-6に示す。細菌にとって環境が良好な条件下では，増殖可能な栄養型（vegetative form）細胞が2分裂を繰

芽胞と滅菌条件
芽胞を完全に死滅させる加熱条件が，乾熱滅菌や高圧蒸気滅菌の条件である（p.90，熱を用いる殺菌法を参照）。

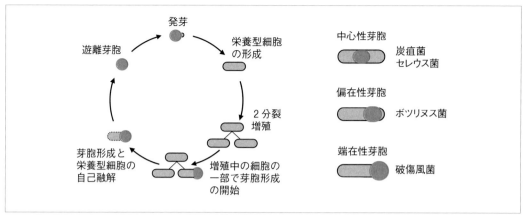

図Ⅱ-2-6　芽胞形成細菌のライフサイクルと芽胞の形態

り返して増殖する。しかし、増殖中の細胞の一部では常に芽胞形成を開始しており、環境が劣悪になると栄養型細胞が自己融解し遊離芽胞となる。芽胞は細菌の休止型（dormant form）細胞であり、分裂せずに数年以上生存することができる。芽胞は環境が良好になると発芽し、再び栄養型細胞となり分裂を開始する。

　芽胞は、外側から順に外芽胞殻、内芽胞殻、および皮層と呼ばれる三層の厚い殻からなり、染色体DNAおよび水分含量の少ない濃縮状態の細胞質を含んでいる。芽胞は、乾燥や栄養の枯渇のみならず、熱、化学療法剤、消毒剤などにも強い抵抗性を示す。特に熱に対する抵抗性はあらゆる生物中で最も強く、煮沸程度の加熱では死滅しないものもある。芽胞の形成位置は、個々の菌種に特有で、中心性、偏在性および端在性の3つに大別される（図Ⅱ-2-6）。

6）線毛（fimbria, pilus）　　線毛は、鞭毛よりも短く細いタンパク質の線維状構造物で、2種の線毛がある（図Ⅱ-2-2）。1つは宿主の上皮細胞への付着に関与する付着線毛で、細菌が腸管内などの特定部位に定着する際に働く。他は、接合線毛または性線毛で、伝達性プラスミドなどの遺伝子の伝達の際に、プラスミドを保持する細菌が他の細菌を捕捉する役割を果たす（p.34、細菌の遺伝と変異を参照）。線毛は多くのグラム陰性菌と一部のグラム陽性菌に存在する。

7）分泌装置（secretion system）　　分泌装置は、外膜をもつグラム陰性菌において、細胞質内で合成されたタンパク質を菌体外へ分泌する役割を果たしている。分泌装置にはタイプⅠ〜Ⅴが知られている。分泌装置によって分泌されるタンパク質には菌体外毒素とエフェクター分子があり、菌体外毒素はタイプⅠ、Ⅱ、Ⅴによって菌体外に分泌され、エフェクター分子はタイプⅢとⅣによって宿主の標的細胞内に直接注入される。外毒素は菌体内で合成され、菌体外へ分泌される毒素のことであり、タンパク質からなっている。宿主細胞膜の

破傷風毒素とボツリヌス毒素
破傷風毒素とボツリヌス毒素は外毒素であるが、菌体外に分泌されず、菌体が死滅し、自己融解した際に細胞質から漏出する。

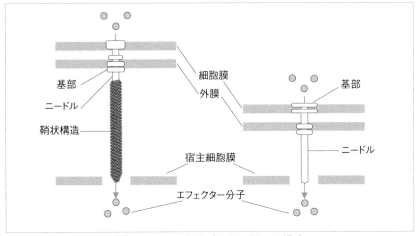

図Ⅱ-2-7　タイプⅢ分泌装置の構造

障害，タンパク質合成阻害，シグナル伝達の障害，タンパク質分解など，菌種によって異なる作用を示す。エフェクター分子は，菌体内で合成され，標的細胞に直接注入されるため細胞外にでることはない。タンパク質からなり，標的細胞のシグナル伝達を阻害するものが多い。タイプⅢ分泌装置の構造を図Ⅱ-2-7に示す。鞭毛基部に類似した基部とニードルで構成されている。ニードルの先端に伸長可能な鞘状構造をもつものもある。

（3）細菌の観察

微生物の形態や配列の観察には顕微鏡を用いる必要がある。顕微鏡は，対象物の観察に光線を用いるか，電子線を用いるかによって光学顕微鏡（light microscope）と電子顕微鏡（electron microscope）に大別される。

顕微鏡を用いて識別しうる2点間の距離を解像力というが，光学顕微鏡の解像力は最大で0.2 μm程度であり，一方，電子顕微鏡では最大で0.2 nm程度と，おおよそ1,000倍の解像力が得られる。解像力の違いは，光線や電子線の波長に依存しており，電子線は，光線に比較して著しく波長が短いため高い解像力が得られる。細菌の形態や配列の観察には，通常，光学顕微鏡が用いられるが，内部構造や微細構造の観察には電子顕微鏡が必要となる。

細菌の形態や配列は，染色しなくても光学顕微鏡を用いてある程度は観察することができる。しかし，細菌の屈折率（1.33～1.44）は水の屈折率（1.33）に近く，細菌を濃淡のコントラストのみで観察することは明瞭さに欠ける。したがって，細菌の形態や配列を観察する際には，染色によって色調のコントラストをつけるのが通常である。

1）単染色（simple stain）　1種類の色素液を用いる最も簡単な染色法であり，レフレルのメチレン青液か，パイフェルの石炭酸フクシン液をのせて染色する。メチレン青液を用いた場合，細菌は青色に，石炭酸フクシン液では赤

顕微鏡の種類

光学顕微鏡
　普通顕微鏡
　偏光顕微鏡
　蛍光顕微鏡
　位相差顕微鏡
　紫外線顕微鏡

電子顕微鏡
　透過型
　走査型

微生物の大きさの単位
1 μm = 1／1,000 mm
1 nm = 1／1,000 μm

色に染まる。

2）鑑別染色

　a．**グラム染色**（Gram stain）：細菌の鑑別にはなくてはならない重要な染色法で，最もよく用いられる。グラム（C. Gram）が考案した方法で，現在はハッカーの改良法（Hucker's modification）などの種々の改良法が用いられている。ハッカーの改良法では，クリスタル紫液とサフラニン液の2種の色素液が用いられ，青紫色に染まる菌（グラム陽性菌）と，赤色に染まる菌（グラム陰性菌）とに染め分けることができる（図Ⅱ-2-8）。この染め分けは，グラム陽性菌と陰性菌の細胞壁組成の違いによる。陽性菌の細胞壁は脂質成分が少なく，アルコール処理で溶解されにくいため脱色されない。一方，陰性菌の細胞壁にはリピドAやリン脂質からなる外膜があるため，アルコール処理によって溶解して脱色されると考えられている。

　b．**抗酸性染色**（acid-fast stain）：結核菌やらい菌などは，菌体内に多量の脂肪酸（ミコール酸）を含んでおり，グラム染色では染まりにくい。しかし，いったん加温によって染色されると強力な脱色剤である酸性アルコールを用いても脱色されにくい。このような性質をもつ細菌を総称して抗酸菌（acid-fast bacterium）と呼ぶ。広く用いられているチール・ネールゼン法（Ziehl-Neelsen's method）では抗酸菌は赤色，抗酸菌以外の細菌やヒト細胞などは青く染まる。

3）特殊染色

　a．**莢膜染色**（capsular stain）：肺炎レンサ球菌や肺炎桿菌（*Klebsiella pneumoniae*）の莢膜は厚く，単染色やグラム染色でも菌体周囲に染色されない帯として観察されることがある。しかし，明瞭に観察するためには莢膜染色を行う必要がある。大部分の莢膜は多糖体からなり，菌体よりも脱色されやすい性質がある。ヒス法（Hiss's method）では，加温染色したのち，温和に脱色して菌体と莢膜を染め分ける。

　b．**鞭毛染色**（flagellar stain）：鞭毛の直径は10～30 nmと細く，光学顕微鏡では観察することができない。広く用いられているレイフソン法（Leifson's method）の染色液には，パラローズアニリン色素に加えタンニン酸が含まれている。鞭毛にタンニン酸が沈着し，さらに色素が沈着することで，光学顕微

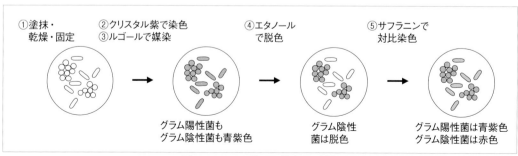

①塗抹・乾燥・固定　②クリスタル紫で染色　③ルゴールで媒染　④エタノールで脱色　⑤サフラニンで対比染色

グラム陽性菌もグラム陰性菌も青紫色　グラム陰性菌は脱色　グラム陽性菌は青紫色　グラム陰性菌は赤色

図Ⅱ-2-8　グラム染色の手順

鏡で観察可能になる。

　　c．芽胞染色（spore stain）：芽胞は，単染色やグラム染色では染まりにくく，芽胞の部分だけが染色されずに観察される。しかし，抗酸菌と同様に，加温によって染色されると脱色されにくい性質がある。芽胞染色法にはメラー法（Möller's method）やウィルツ法（Wirtz's method）がある。

　　d．異染体染色（metachromatic granule stain）：ジフテリア菌（*Corynebacterium diphtheriae*）は菌体の一端あるいは両端に，トルイジン青やメチレン青などの色素と結合した際に色素本来の色と異なった色調を呈する顆粒をもっている。これを異染体あるいは異染小体という。異染体の染色法にはナイセル法（Neisser's method）やアルバート法（Albert's method）がある。

2　細菌の代謝と増殖

（1）細菌の栄養と代謝

1）細菌の栄養（nutrition）　　無機成分を栄養として利用し，自己の有機成分を合成できる細菌を独立栄養菌といい，一部の有機化合物を自ら合成できず，それらを栄養として外界から取り込む必要がある細菌を従属栄養菌という。ヒトに常在または感染する細菌の大部分は，従属栄養菌である。従属栄養菌の増殖に必要な栄養は，基本的には他の生物と同様で，窒素源，炭素源，無機塩類，および発育因子であるビタミン類である。炭水化物やタンパク質は，多くの場合，菌体外酵素によって加水分解され，それぞれブドウ糖およびペプチドやアミノ酸に分解された後，細胞内に取り込まれる。また，水は，細胞質の75〜85％を占めており，菌体外からの栄養の摂取や代謝における栄養の溶媒となる。

2）細菌の代謝（metabolism）　　細菌は細胞内に取り込んだブドウ糖などの分解によって化学エネルギーを獲得する。この過程を異化作用（catabolism）という。エネルギーは，ATP（アデノシン三リン酸）中にリン酸結合という形で蓄積される。蓄積されたエネルギーは，ATPからリン酸が1分子離脱してADP（アデノシン二リン酸）となる際に放出される。このエネルギーと前駆体（アミノ酸など）を用いて増殖に必要な自己成分（タンパク質など）を合成する過程を同化作用（anabolism）という（図Ⅱ-2-9）。代謝とは，異化作用と同化作用の総和である。代謝をエネルギーの側面を中心にみる場合をエネルギー代謝という。エネルギー代謝は，栄養となる基質（水素供与体）から離脱した水素イオンが連続的に他の基質に伝達され，最後に還元される物質（水素受容体）に渡される連続的酸化反応系である。この反応系は，酸素のない状態での嫌気的酸化と，酸素の存在下で営まれる好気的酸化に大別される。嫌気的酸化，好気的酸化をそれぞれ発酵，呼吸ともいう。

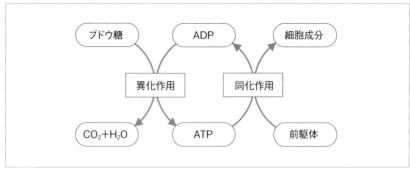

図Ⅱ-2-9　異化作用と同化作用

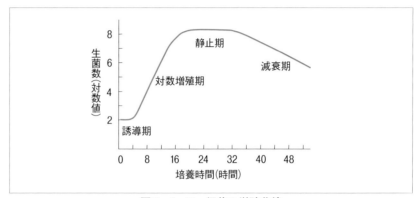

図Ⅱ-2-10　細菌の増殖曲線

（2）細菌の増殖

1）細菌の成長と分裂　　細菌の増殖は，細胞の2分裂の繰り返しである。栄養の摂取とその代謝に伴って，細胞は成長し，一定の大きさに達すると分裂が始まる。

　分裂過程では，染色体DNAの複製に続いて細胞質に隔壁の形成が起こり，最終的に母細胞（mother cell）と同一の染色体DNAをもった2個の娘細胞（daughter cell）が出現する。このようにして出現した新たな細胞が順次成長と分裂を繰り返すことから，細菌の増殖は，細胞数の増加として観察されることになる。細菌が増殖するとき，1個の細胞が分裂して2個になるまでをその個体の世代（generation）といい，1回の分裂から次の分裂までに要する時間を世代時間（generation time）という。世代時間は，培養温度や栄養などの環境条件により異なるが，至適増殖条件下では菌種ごとにほぼ一定である。

2）細菌の増殖曲線（growth curve）　　液体培地にごく少量の細菌を接種し，一定時間ごとに培地中の生菌数（生きている細胞数）を求め，その対数を経時的に示した曲線を細菌の増殖曲線または発育曲線という（図Ⅱ-2-10）。この曲線に基づいて培地中の細菌の増殖は，次の4期に分けることができる。

主な細菌の世代時間

菌種	世代時間
大腸菌	20分
ブドウ球菌	30分
赤痢菌	25分
サルモネラ菌	20分
コレラ菌	20分
腸炎ビブリオ	10分
結核菌	16時間

　a．**誘導期**（lag phase）：誘導期は接種直後の細菌の増殖が認められない時期である。2分裂は認められないが，個々の細胞は大きく，代謝は盛んに行われている。細菌が連続的な成長と分裂を開始するための準備期である。

　b．**対数増殖期**（logarithmic growth phase）**または指数増殖期**（exponential growth phase）：対数増殖期は，細胞数が対数的に増加する時期で，多くの細菌では8～12時間続く。DNA の複製や代謝が最も活発で，効率よく細胞分裂に反映される。その結果，一定の速さで連続的な成長と分裂が生じる。この時期のある2点の時間（T_1，T_2）と生菌数（N_1，N_2）から世代時間を次式で求めることができる。

　　　分裂回数 ＝（$\log_{10} N_2 - \log_{10} N_1$）／$\log_{10} 2$

　　　世代時間 ＝（$T_2 - T_1$）／分裂回数

　c．**静止期**（stationary phase）：静止期は，培地中の栄養の枯渇，老廃物の蓄積，代謝に伴う培地の pH の低下などによって生菌数が最大に達したのち，生菌数の増加も減少もほとんど認められない時期で，多くの細菌では培養開始後20時間前後で始まる。細胞の分裂速度が鈍くなり，一部の細胞の死滅が始まるが，生菌数は一定で，新たに分裂した細胞と死滅する細胞との間に平衡が保たれている。芽胞を形成する細菌ではこの時期になると芽胞の形成が活発になる。

　d．**減衰期**（decline phase）：減衰期は，死滅する細胞が増加する時期で，生菌数は減少し続ける。

（3）細菌の増殖に必要な物理的条件

1）水　分　　外界からの栄養の摂取や細胞内での代謝は，水を溶媒として行われる。したがって，芽胞を除いて，細菌は水分なしに生存することができない。細菌が利用できる水分は，環境において他の物質と結合していない遊離状態の水（遊離水）である。ある環境における遊離水の含量を水分活性（Aw；water activity）と呼び，次式で表す。

　　　水分活性 Aw ＝環境の飽和水蒸気圧／純水の飽和水蒸気圧

　微生物の最低増殖可能水分活性は細菌0.90，酵母0.88，糸状菌0.80，好塩性細菌0.75以下，耐浸透圧酵母0.60である。

2）温　度　　細菌の多くはかなり広い温度域で増殖が可能で，その温度域を増殖可能温度といい，また増殖に最も適した温度範囲を至適温度と呼ぶ。細菌は増殖可能温度域の違いに基づいて，低温菌，中温菌，高温菌に大別することができる（図Ⅱ-2-11）。

　a．**高温菌**（thermophilic bacteria）：増殖可能温度域がおおよそ40～70℃の細菌で，温泉中や堆肥中に生息する細菌が含まれる。

　b．**中温菌**（mesophilic bacteria）：増殖可能温度域がおおよそ20～40℃の

塩蔵法
食品に食塩を多量に加えると食塩との結合水が増え相対的に遊離水濃度が低下して微生物は増殖できなくなる。これを塩蔵法という。

増殖停止温度と死滅温度
細菌は，増殖至適温度より低温で代謝を停止し，同時に増殖も停止するが，死滅せずしばらくの間生存可能である。特に−80℃以下の超低温では数十年以上生存可能で，細菌の保存に用いられる。一方，増殖至適温度より高温では，代謝に関係する酵素（タンパク質）に不可逆的変性が生じるため死滅することになる。加熱による消毒や滅菌に応用される。

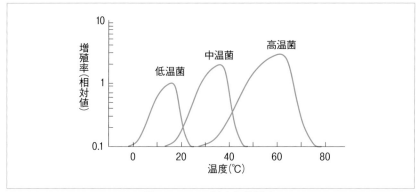

図Ⅱ-2-11　温度と増殖率

細菌である。病原性細菌の多くは中温菌に属し，至適温度はヒトの体温に近い35〜37℃のことが多い。

　ｃ．低温菌（psychrophilic bacteria）：増殖可能温度域がおおよそ0〜20℃の細菌で，通常，2〜4℃で2週間培養した際に増殖が認められるものをいう。

3）酸素（遊離酸素）　　細菌が利用できる酸素は，環境において他の物質と結合していない遊離状態の酸素（遊離酸素）である。菌種によって要求性が異なり，偏性好気性菌，微好気性菌，通性嫌気性菌，偏性嫌気性菌に分類される。

　ａ．偏性好気性菌（obligatoly aerobe）：遊離酸素が大量に存在しなければ増殖できない細菌で，好気的酸化によってのみエネルギーを獲得することができる。結核菌（*Mycobacterium tuberculosis*），緑膿菌などが属する。

　ｂ．微好気性菌（microaerophilic bacteria）：偏性好気性であるが，大気中の酸素分圧（21％）条件下では増殖できず，酸素分圧が低い環境（3〜15％）で増殖する細菌である。キャンピロバクター（*Campylobacter*）属やヘリコバクター（*Helicobacter*）属が属する。

　ｃ．通性嫌気性菌（facultative anaerobe）：遊離酸素があってもなくても増殖できる細菌である。通常，遊離酸素があれば好気的酸化で，なければ嫌気的酸化でエネルギーを獲得するが，好気的条件下のほうが獲得されるエネルギーが多く，増殖が活発である。大腸菌（*Escherichia coli*）や赤痢菌（*Shigella*）などの腸内細菌科の菌などが属する。一方，通性嫌気性菌に属するが，嫌気的酸化によってのみエネルギーを獲得する細菌も存在する。このような細菌を特に耐気性嫌気性菌（aerotolerant anaerobic bacteria）と呼び，レンサ球菌や乳酸菌が属する。

　ｄ．偏性嫌気性菌（obligatoly anaerobe）：嫌気的酸化によってのみエネルギーを獲得する点で耐気性嫌気性菌と同一であるが，遊離酸素の存在によって死滅する細菌である。破傷風菌（*Clostridium tetani*），ボツリヌス菌（*C. botulinum*）などのクロストリジウム属，バクテロイデス（*Bacteroides*）属が属する。

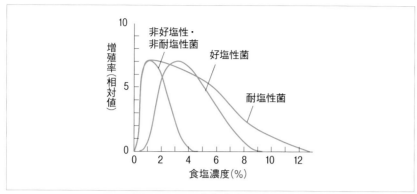

図Ⅱ-2-12　食塩濃度と増殖率

4）二酸化炭素（炭酸ガス，CO$_2$）　高濃度の二酸化炭素の存在下でのみ増殖可能であるか，あるいは増殖が促進される菌種が存在する。これを炭酸ガス要求性菌という。たとえば，淋菌（*Neisseria gonorrhoeae*）や髄膜炎菌（*N. meningitidis*）の増殖には5〜10%の二酸化炭素の存在が必要である。また，偏性嫌気性菌の多くは5〜10%の二酸化炭素の存在下で増殖が促進される。

5）水素イオン濃度（pH）　細菌の増殖できる環境の水素イオン濃度範囲は，通常，pH5〜9で，至適pHは7.2〜7.6の中性または弱アルカリ環境である。しかし，真菌や乳酸菌の至適pHは6.0前後の酸性環境であり，また，コレラ菌（*Vibrio cholerae*）や腸炎ビブリオ（*V. parahaemolyticus*）などのビブリオ属の至適pHは，8.2〜8.6のアルカリ環境である。

6）浸透圧（osmotic pressure）　細菌のおかれた環境が，細胞質の浸透圧より高いか低いかで，菌体に形態的，機能的変化が起こる。種々の細菌の食塩濃度と増殖率の関係を図Ⅱ-2-12に示す。多くの細菌は増殖に食塩濃度0.9%前後の環境を必要とし，4%以上になると増殖できない。しかし，ブドウ球菌のように，0.5〜10%程度のかなり広い範囲の食塩濃度で増殖できる細菌もあり，これを耐塩性菌（halotolerant bacteria）という。また，0.5%程度の食塩濃度では増殖できず，至適塩濃度が高いものを好塩性菌（halophilic bacteria）という。海中に生息する腸炎ビブリオなどは，海水に近い3%程度の食塩濃度を至適食塩濃度とする。

3　細菌の分類

　細菌は綱，目，科，属，種，亜種の順に分類される。ここでは，主な科または属を形態と酸素要求性に基づいて大別し，その主な種について概説する。形態については図Ⅱ-2-1に示す（p.16，主な細菌の形態と大きさを参照）。

海水の塩濃度とpH
海水の塩濃度はおおよそ3.5%，pHは7.8〜8.6であり，腸炎ビブリオなどが生育しやすい環境条件である。

（1）グラム陽性菌

主なグラム陽性菌（gram positive bacteria）を表Ⅱ-2-1に示す。

スタフィロコッカス（*Staphylococcus*）属，ストレプトコッカス（*Streptococcus*）属，エンテロコッカス（*Enterococcus*）属は通性嫌気性球菌である。これらの球菌は細胞の配列に特徴があり，スタフィロコッカス属の菌は不規則なブドウの房状で，A群レンサ球菌とB群レンサ球菌は連鎖状である。また肺炎レンサ球菌は細胞が2つずつつながった双球状である。

結核菌などのマイコバクテリウム（*Mycobacterium*）属は偏性好気性桿菌で，いずれも抗酸性に染まる。なお，らい菌（*Mycobacterium leprae*）は培養不能であるが，マイコバクテリウム属に分類されているため，表Ⅱ-2-1では便宜的に偏性好気性桿菌の項に配置した。

ジフテリア菌は好気性～微好気性桿菌であるが，嫌気状態でも発育するため，表Ⅱ-2-1では通性嫌気性桿菌の項に配置した。桿状の菌体の一端または両端に異染小体を形成する。

炭疽菌とセレウス菌は通性嫌気性桿菌であるが，バチルス属のなかには偏性好気性の枯草菌（*Bacillus subtillis*）も含まれる。バチルス属と偏性嫌気性桿菌のクロストリジウム属はいずれも芽胞を形成する。破傷風菌やボツリヌス菌の芽胞は菌体より大きいため，太鼓のバチ状やテニスのラケット状の形態を示す。

表Ⅱ-2-1　主なグラム陽性菌

	属	通称名（学名）	備考
通性嫌気性球菌	スタフィロコッカス属	黄色ブドウ球菌（*Staphylococcus aureus*） 表皮ブドウ球菌（*Staphylococcus epidermidis*）	
	ストレプトコッカス属	肺炎レンサ球菌（*Streptcoccus pneumoniae*） A群レンサ球菌（*Streptococcus pyogenes*） B群レンサ球菌（*Streptococcus agalactiae*）	
	エンテロコッカス属	エンテロコッカス・フェカーリス（*Enterococcus faecalis*） エンテロコッカス・フェシウム（*Enterococcus faecium*）	D群 D群
偏性好気性桿菌	マイコバクテリウム属	結核菌（*Mycobacterium tuberculosis*） らい菌（*Mycobacterium leprae*）	抗酸性 培養不能
通性嫌気性桿菌	バチルス属	炭疽菌（*Bacillus anthracis*） セレウス菌（*Bacilllus cereus*）	芽胞形成
	リステリア属	リステリア・モノサイトゲネス（*Listeria monocytogenes*）	
	コリネバクテリウム属	ジフテリア菌（*Corynebacterium diphtheriae*）	異染体形成
	ラクトバチルス属	ラクトバチルス・アシドフィラス（*Lactobacillus acidophilus*）	乳酸発酵性
偏性嫌気性桿菌	クロストリジウム属	破傷風菌（*Clostridium tetani*） ボツリヌス菌（*Clostridium botulinum*） ウェルシュ菌（*Clostridium perfringens*） ディフィシレ菌（*Clostridium difficile*）	芽胞形成
	ビフィドバクテリウム属	ビフィドバクテリウム・ビフィダム菌（*Bifidobacterium bifidum*）	乳酸発酵性
	アクチノマイセス属	アクチノマイセス・イスラエリイ（*Actinomyces israelii*）	

偏性嫌気性桿菌のアクチノマイセス（*Actinomyces*）属はしばしば細長い分枝する菌糸状の発育をし，形態上真菌に類似するが，原核生物の細菌である。

通性嫌気性桿菌のラクトバチルス（*Lactobacillus*）属と偏性嫌気性桿菌のビフィドバクテリウム（*Bifidobacterium*）属は，一般に乳酸菌と呼ばれる細菌の一種で，種々の糖から乳酸を生成する。

（2）グラム陰性菌

主なグラム陰性菌（gram negative bacteria）を表Ⅱ-2-2に示す。

ナイセリア（*Neisseria*）属は偏性好気性球菌で，淋菌と髄膜炎菌は偏性好気性であると同時に増殖に二酸化炭素を要求する。ナイセリア属はソラマメが2つ向かい合った特徴的な配列を示す。

偏性好気性桿菌には多くの属が含まれる。コクシエラ・バーネッティイ（*Coxiella burnetii*）は偏性細胞内寄生性であるが，遺伝学的にレジオネラ（*Legionella*）属に類似するため表Ⅱ-2-2では便宜的に偏性好気性桿菌の項に示した。キャンピロバクター・ジェジュニ（*Campylobacter jejuni*）とピロリ菌（*Helicobacter pylori*）は微好気性で，大気の酸素分圧下では増殖しない。これらの細菌は短いらせん状の形態を示す。鼠咬傷スピリルム（*Spirillum minus*）も短いらせん状の細菌で，分類上の位置が明らかでなく，現在どの科にも分類されていない。また培養不能である。

多数の属から構成される腸内細菌は通性嫌気性桿菌である。腸内細菌科の細菌の多くは，ヒトや動物の腸内の常在菌で，赤痢菌やチフス菌（*Salmonella* Typhi）など腸管感染症を引き起こす病原菌も含まれる。

コレラ菌はコンマ状に彎曲した形態に特徴がある。ビブリオ（*Vibrio*）属のうち腸炎ビブリオやいくつかの種は好塩性菌であり，海水中に生息するものが多い。

偏性嫌気性桿菌のバクテロイデス属は腸内に最も多く常在する細菌である。

（3）その他の主な細菌

その他の主な細菌を表Ⅱ-2-3に示す。

スピロヘータ科とレプトスピラ（*Leptospira*）属は長いらせん状の形態を示す。梅毒トレポネーマ（*Treponema pallidum*）と回帰熱ボレリア（*Borrelia recurrentis*）は培養不能である。ボレリア・デュットニイ（*B. duttonii*），ボレリア・ブルグドルフェリ（*B. burgdorferi*），レプトスピラ・インターロガンス（*L. interrogans*）は微好気性である。

肺炎マイコプラズマ（*Mycoplasma pneumoniae*）は細胞壁がないという点で，また，孔径0.2 μmの細菌のろ過滅菌用メンブランフィルターを通過できる点で他の細菌と異なる。

偏性細胞内寄生性細菌
生きた細胞に侵入し，そのなかでのみ増殖可能な細菌を偏性細胞内寄生性細菌という。

サルモネラ菌の学名
サルモネラ菌の学名は *Salmonella enterica* で 1 属 1 菌種であるが，6 つの亜種と約2,500の血清型がある。チフス菌やパラチフス菌はサルモネラ菌の血清型の 1 つで，*Salmonella enterica* subspecies *enterica* serovar Typhi や serovar Paratyphi A と記載するのが正しいが，便宜的に *Salmonella* Typhi や *Salmonella* Paratyphi A と記すことが認められている。

表Ⅱ-2-2　主なグラム陰性菌

	科または属	通称名（学名）	備考
偏性好気性球菌	ナイセリア属	淋菌（*Neisseria gonorrhoeae*） 髄膜炎菌（*Neisseria meningitidis*）	炭酸ガス要求性
偏性好気性桿菌	シュードモナス属	緑膿菌（*Pseudomonas aeruginosa*）	
	バークホルデリア属	鼻疽菌（*Burkholderia mallei*）	
	モラクセラ属	モラクセラ・カタラリス（*Moraxella catarrhalis*）	
	レジオネラ属	レジオネラ・ニューモフィラ（*Legionella pneumophila*）	
	コクシエラ属	コクシエラ・バーネッティイ（*Coxiella burnetii*）	偏性細胞内寄生性
	ブルセラ属	マルタ熱菌（*Brucella melitensis*）	
	フランシセラ属	フランシセラ・ツラレンシス（*Francisella tularensis*）	
	バルトネラ属	バルトネラ・ヘンセラエ（*Bartonella henselae*）	
	ボルデテラ属	百日咳菌（*Bordetella pertussis*）	
	キャンピロバクター属	キャンピロバクター・ジェジュニ（*Campylobacter jejuni*）	微好気性
	ヘリコバクター属	ピロリ菌（*Helicobacter pylori*）	微好気性
		鼠咬傷スピリルム（*Spirillum minus*）	培養不能
通性嫌気性桿菌	腸内細菌科	大腸菌（*Escherichia coli*）	
		志賀赤痢菌（*Shigella dysenteriae*） フレクスナー赤痢菌（*Shigella flexneri*） ボイド赤痢菌（*Shigella boydii*） ソンネイ赤痢菌（*Shigella sonnei*）	
		チフス菌（*Salmonella* Typhi） パラチフスA菌（*Salmonella* Paratyphi A） サルモネラ・エンテリカ（*Salmonella enterica*）	
		肺炎桿菌（*Klebsiella pneumoniae*）	
		ペスト菌（*Yersinia pestis*） 腸炎エルシニア（*Yersinia enterocolitica*） 仮性結核菌（*Yersinia pseudotuberculosis*）	
		プロテウス・ミラビリス（*Proteus mirabilis*）	
		エンテロバクター・クロアカエ（*Enterobacter cloacae*）	
		サイトロバクター・フレウンディイ（*Citrobacter freundii*）	
		霊菌（*Serratia marcescens*）	
		プレシオモナス・シゲロイデス（*Plesiomonas shigelloides*）	
	ビブリオ属	コレラ菌（*Vibrio cholerae*） 腸炎ビブリオ菌（*Vibrio parahaemolyticus*）	好塩性
	アエロモナス属	アエロモナス・ハイドロフィラ（*Aeromonasu hydrophila*）	
	インフルエンザ属	インフルエンザ菌（*Haemophilus influenzae*）	
		軟性下疳菌（*Haemophilus ducreyi*）	
	パスツレラ属	パスツレラ・ムルトシダ（*Pasteurella multocida*）	
偏性嫌気性桿菌	バクテロイデス属	バクテロイデス・フラギリス（*Bacteroides fragilis*）	

表Ⅱ-2-3　その他の主な細菌

	科または属	通称名（学名）	備考
らせん状菌	スピロヘータ科	梅毒トレポネーマ（*Treponema pallidum*）	培養不能
		回帰熱ボレリア（*Borrelia recurrentis*） ボレリア・デュットニイ（*Borrelia duttonii*） ボレリア・ブルグドルフェリ（*Borrelia burgdorferi*）	培養不能 微好気性 微好気性
	レプトスピラ属	レプトスピラ・インターロガンス（*Leptospira interrogans*）	微好気性
マイコプラズマ	マイコプラズマ属	肺炎マイコプラズマ（*Mycoplasma pneumoniae*）	無細胞壁菌
偏性細胞内寄生性菌	リケッチア科	つつが虫病リケッチア（*Rickettsia japonica*） 発疹チフスリケッチア（*Rickettsia prowazekii*） ロッキー山紅斑熱リケッチア（*Rickettsia rickettsii*）	ダニ媒介性 シラミ媒介性 ダニ媒介性
		オリエンティア・ツツガムシ（*Orientia tsutsugamushi*）	ダニ媒介性
	クラミジア科	トラコーマクラミジア（*Chlamydia trachomatis*）	
		オウム病クラミジア（*Chlamydophila psittaci*） 肺炎クラミジア（*Chlamydophila pneumonia*）	

　リケッチア科とクラミジア科はいずれも偏性細胞内寄生性である。またリケッチア（*Rickettsia*）属はいずれもシラミやダニなどの節足動物媒介性である。

4　細菌の培養

（1）分離培養と純培養菌

　微生物を人工的に増殖させることを培養（cultivation）という。らい菌や梅毒トレポネーマなどの一部の培養不能菌，リケッチア，クラミジアなどの偏性細胞内寄生性細菌を除いて，細菌は生きた生物や細胞を用いずに培養することができる。

　個々の細菌の菌種を同定したり，性質を調べたりするためには，その細菌を他の細菌から分離する必要がある。複数の細菌を含む材料を固体培地に塗布すると，個々の細胞が培地上に分散される。この状態で温度，湿度，酸素分圧などを増殖に最適な状態に保った培養装置内で一定時間培養すると，個々の細胞がそれぞれ 2 分裂を繰り返して，1 個の細胞の子孫のみからなるコロニー（colony）が形成される（図Ⅱ-2-13）。このような培養法を分離培養といい，独立した集落から得られた細菌を純培養菌と呼ぶ。

（2）培　地

　ヒトに感染する細菌は従属栄養菌で，窒素源，炭素源，発育因子として有機物を要求する。これらの供給源として化学的組成が明確でないペプトン，肉エキス，酵母エキスなどを含む培地（medium）を天然培地といい，化学的に明確な成分を配合した培地を合成培地という。細菌用の培地の多くは天然培地で

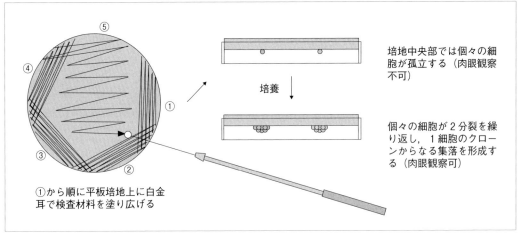

①から順に平板培地上に白金
耳で検査材料を塗り広げる

培地中央部では個々の細
胞が孤立する（肉眼観察
不可）

培養

個々の細胞が2分裂を繰
り返し，1細胞のクロー
ンからなる集落を形成す
る（肉眼観察可）

図Ⅱ‐2‐13　分離培養法

ある。

1）培地の成分

　a．ペプトン：ペプトンは，カゼイン，獣肉，大豆などを原材料とし，タンパク質分解酵素（トリプシン，ペプシン，パパインなど）で消化するか，酸で加水分解したものである。ポリペプチドやアミノ酸に加え糖類，ビタミン，無機塩類を含むが，原材料や製法の違いで菌増殖支持能に大きな違いがある。

　b．エキス類：肉エキスは，ペプチド，アミノ酸，糖類，ビタミン，無機塩類などを含む。心臓や脳などの滲出液も用いられ，それぞれハート・インフュージョン培地，ブレイン・インフュージョン培地と呼ぶ。肉エキスよりも菌増殖支持能が高い。酵母エキスは特にビタミン類を豊富に含んでいる。

　c．血液と血清：血液は種々の発育因子を含むことから栄養要求性の厳しい細菌の培養を目的として，また，細菌の鑑別性状である溶血性の確認のために用いられる。

　d．糖　類：エネルギー源と炭素源としてブドウ糖が用いられる。糖分解能の鑑別の目的で種々の糖，糖アルコール，グリコシド類も用いられる。糖分解は，代謝産物である酸を培地に加えたpH指示薬の色調変化としてとらえることができる。

　e．発育因子：菌種に特異的な発育因子を要求する場合がある。インフルエンザ菌はX因子（ヘミン）とV因子（ニコチン酸アミドアデニンジヌクレオシド nicotinamide adenine dinucleotide；NAD），偏性嫌気性菌はヘミンとビタミンK_1，結核菌はオレイン酸，レジオネラ・ニューモフィラは鉄を発育に要求する。

　f．寒　天：寒天はオゴノリなどの熱水抽出物からつくられ，アガロースとアガロペクチンからなる多糖体である。90℃以上の熱水中で液状化（ゾル化）

増殖抑制物質吸収剤
培地中の不飽和脂肪酸や細菌の種々代謝産物が発育を阻害する。これらを吸着除去するためにデンプン，活性炭，アルブミンが培地に加えられる。

酸化還元電位低下剤
偏性嫌気性菌は遊離酸素の存在下では生存できない。偏性嫌気性菌用培地には，酸化還元電位を下げる目的でチオグリコール酸ナトリウムやL‐システインが加えられる。

し，40℃以下で固化（ゲル化）する。平板培地には1.5％程度に，半流動培地には0.05〜0.5％に加える。

2 ）用途に基づく培地の種類

　　ａ．保存・輸送用培地：細菌や細菌を含む材料を長時間保存するか，輸送する場合に，細菌が死滅しないように工夫された培地である。

　　ｂ．増菌培地：細菌の増殖を目的とした培地で，液体培地あるいは半流動寒天培地がある。多くの細菌の増殖に普遍的に要求される栄養を含む非選択増菌培地や，サルモネラ菌やコレラ菌など特定の細菌の増殖を目的とする選択増菌培地がある。

　　ｃ．分離培地：分離培地にも非選択分離培地と選択分離培地があり，非選択分離培地は選択的増殖抑制剤を含まず，多くの菌を増殖させる培地である。

　　一方，特定の細菌の分離を目的とする場合，他の細菌の混入によって，目的菌の分離が困難になることが多い。このような場合には，目的菌以外の増殖を抑制する選択的増殖抑制剤を加えるか，目的菌とそれ以外の菌との性状の違いを利用して，集落の鑑別を容易にした選択分離培地が用いられる。

　　ｄ．生物学的・生化学的性状試験用培地：同定を目的として細菌を特徴づける生物学的・生化学的性状を試験する培地である。

> 選択的増殖抑制剤
> 目的菌以外の細菌の発育を抑制する目的で，胆汁酸塩，フェネチルアルコール，窒化ナトリウム，亜テルル酸塩，色素，化学療法剤などが用いられる。

（3）培養装置

　培地に細菌を接種したのち，温度，湿度，酸素分圧などを適当な条件に保つために種々の培養装置が用いられる。

1 ）恒温器（incubator）
　内部の温度を一定に保つように工夫された箱型の容器で，孵卵器ともいう。偏性好気性菌や通性嫌気性菌の培養に用いられる。

2 ）嫌気培養器（anaerobic chamber）
　内部を嫌気状態に保つように工夫された完全に密閉された容器で，内部に恒温器が備えられている。嫌気条件下で細菌を取り扱えるように外部から手袋を用いて操作できる構造になっており，グローブボックスともいう。内部は窒素（80％），炭酸ガス（10％），水素（10％）の混合ガスで満たされ，わずかに混入した酸素は，容器内の触媒によって水素と結合し水となって除去される。

3 ）炭酸ガス培養器（CO₂ incubator）
　内部に二酸化炭素濃度の測定器を備え，二酸化炭素濃度を一定に保つように工夫された恒温器である。二酸化炭素は外部のボンベから供給される。

> ガス発生袋を用いる方法
> ガス環境を密閉容器につくり，容器を孵卵器に入れて培養する方法である。ガス発生袋が市販されており，微好気培養と炭酸ガス培養では二酸化炭素を，嫌気培養では二酸化炭素と水素ガスを発生させる。嫌気培養では，容器内の酸素が触媒により水素と結合し水となって除去される。

COLUMN　食べ残しのジャガイモからヒントを得た分離培養法

　ロベルト・コッホは，感染者から検出されたいくつかの細菌のうち，どの菌が感染症の原因であるかをつきとめるためには，それらの細菌の1つひとつを分離して培養する方法が必要だと常々考えていた。あるときコッホは食べ残されたジャガイモの上にいくつかの小さな塊があるのを見つけた。コッホはこれが微生物の塊ではないかと直感し，その1つひとつを顕微鏡で観察した。結果は予期したとおりで，さらにそれらの塊の1つひとつはそれぞれみな同じ形をした微生物から構成されていた。そこでコッホはジャガイモの代わりにゼラチンを用いて液体培地を固化する方法を考えた。これが現在の分離培地の原形である。コッホは偶然と，すばらしい直感によって細菌の純粋培養法を考案したのである。

5　細菌の遺伝と変異

（1）ゲノムと遺伝子

　細菌からヒトに至るまで，子孫に似た特徴（形質）が伝えられることを遺伝という。遺伝は，遺伝情報をあらわす遺伝子によって担われ，個体の形成と維持に関する設計図というべき情報によって行われている。その生物全体のすべての遺伝子をゲノム（genome）といい，ヒトをはじめ微生物や植物などさまざまな生物のゲノムが解読されている。ヒトのゲノムサイズは3251メガ塩基対数（bp）で，ブドウ球菌や緑膿菌は3〜8メガbpの核酸から構成されていることが知られている。核酸には，タンパク質合成に関する遺伝情報をもつデオキシリボ核酸（DNA）と生体内でのタンパク質合成に関わるリボ核酸（RNA）の2種類が存在する。ウイルスのなかにはRNAが遺伝物質になっているものもある。タンパク質の合成は，DNAの塩基配列の情報をRNAに転写した後，RNAの塩基配列情報をアミノ酸配列に翻訳してタンパク質を合成する。このタンパク質合成，遺伝子発現の流れは原核生物においても真核生物でも共通しており，セントラルドグマ（central dogma）という。

（2）核酸の分子構造

　核酸は，塩基，糖，リン酸からなるヌクレオシドを最小構成単位とし，それらが二重らせん構造をもった高分子化合物である（図Ⅱ-2-14）。

　核酸を構成成分である核酸塩基にはプリン骨格をもつアデニン（A），グアニン（G），ピリミジン骨格をもつチミン（T），シトシン（C），ウラシル（U）がある。チミンはDNA，ウラシルはRNAに含まれる。DNAの二重らせん構造上では，プリン塩基とピリミジン塩基が相補的に水素結合し，A-Tの組み合わせでは2か所，G-C組み合わせでは3か所の水素結合で結びついてい

DNA合成の前駆体
DNA合成の前駆体となるデオキシリボヌクレオシド5′-三リン酸は，デオキシリボアデノシン5′-三リン酸（dATP），デオキシリボグアノシン5′-三リン酸（dGTP），デオキシリボチミジン5′-三リン酸（dTTP），デオキシリボシチジン5′-三リン酸（dCTP）の4種である。

RNA合成の前駆体
RNA合成の前駆体となるリボヌクレオシド5′-三リン酸は，アデノシン5′-三リン酸（ATP），グアノシン5′-三リン酸（GTP），ウリジン5′-三リン酸（UTP），シチジン5′-三リン酸（CTP）の4種である。

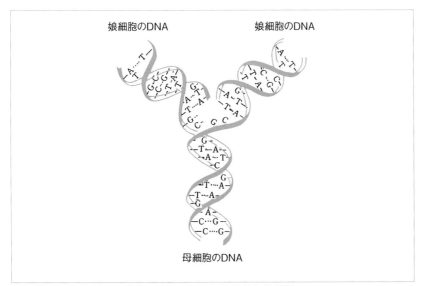

図Ⅱ-2-14　DNAの半保存的複製
（柚源一郎：新版　微生物と免疫（林　修編著）．p.34，建帛社，2014）

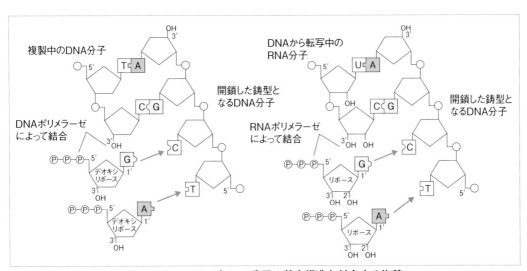

図Ⅱ-2-15　DNAとRNA分子の基本構造と対合する塩基
（柚源一郎：新版　微生物と免疫（林　修編著）．p.35，建帛社，2014）

る（図Ⅱ-2-15）。

　RNAはDNAの2本鎖の一方を鋳型（template）として合成されるが，DNAのアデニンに対しては，2か所の水素結合によってウラシルが対合する（図Ⅱ-2-15）。

（3）プラスミド遺伝子

　細菌には，染色体ゲノム以外にも自己増殖能をもち細胞分裂に際して複製されるDNAのプラスミドをもっていることが知られている。大きさは数kbp

から数100 kbp で，細胞内で環状２本鎖構造をとる。細胞内に異なったプラスミドが共存することを和合性，細胞内で共存できずに排除されることを不和合性という。プラスミドには薬剤耐性や病原性，特殊な代謝系などの機能をコードする遺伝子が含まれており，薬剤に耐性化する遺伝子が含まれるものを R プラスミドという。プラスミドは他の細胞に伝達される。遺伝子工学では，そのことを利用して，ある遺伝子をもったプラスミドを細菌に取り込ませ，遺伝子発現を起こさせることにより，機能解析に用いられている。

（4）DNAの複製と遺伝情報の発現

1）染色体 DNA の複製（replication）　　細菌の染色体 DNA は，ヌクレオシド数 1,500〜4,500 kb の長さの環状構造をなしている。DNA が複製される場合，二重らせん構造の２本鎖がほどけるようにして，複製開始点 replication origin（*ori*）と呼ばれる定点からそれぞれの鎖が鋳型となり，両方向に複製が進行する。DNA ポリメラーゼという酵素が，DNA 合成の前駆体である４種類のデオキシリボヌクレオシド５′-三リン酸のいずれか１つを鋳型 DNA の塩基配列と相補的になるように順につなぎ合わせ，５′末端から３′方向に DNA を伸長させ，新たな DNA 鎖を合成する。この方法であると，前述の A－T, C－G の組合せに従い，全く同一の塩基配列をもつ DNA 二重鎖が２本でき上がることとなり，遺伝情報を間違いなく伝達できる。それぞれの DNA 二重鎖は，１つは古い DNA 鎖と１つの新しい DNA 鎖からできていることになる。このような複製を半保存的複製（semiconservative replication）という。

2）遺伝情報の発現

a. 転写（transcription）：遺伝子に記録されている情報が形質として表現されるには，DNA の塩基配列を鋳型として合成される mRNA（messenger RNA；伝令 RNA）の塩基配列に相補的に転写される。転写は，RNA ポリメラーゼという酵素を介して行われる。まず RNA ポリメラーゼは，DNA 上のプロモーターと呼ばれる塩基配列領域へ結合する。結合した RNA ポリメラーゼは，DNA の二重らせんを部分的に開鎖させ，RNA 合成の前駆体である４種類のリボヌクレオシド５′-三リン酸のいずれか１つを鋳型 DNA の塩基配列と相補的になるように順につなぎ合わせ，５′から３′末端方向に RNA を伸長させる。RNA ポリメラーゼは，ターミネーターと呼ばれる特定の塩基配列領域に到達すると RNA 鎖（mRNA）を遊離させ自らも DNA 上から離れ，転写反応が終了する。

　mRNA に転写された情報は，リボソーム上でタンパク質のアミノ酸配列へと翻訳される（図Ⅱ-2-16）。すなわち，ATGC の塩基配列による染色体 DNA の遺伝情報が，20種類のアミノ酸からなるタンパク質の一次構造を規定している。

染色体 DNA の長さ
DNA らせん１回転中にヌクレオシドが10対存在する。分子構造上らせん１回転は 3.4 nm の長さになる。たとえば大腸菌の染色体 DNA のヌクレオシドは約 4,000 kb であるから，その長さは 1.4 mm になる。

染色体 DNA の複製方向
DNA の複製は，複製開始点から左右方向に同時に進行する場合と，一方向に進行する場合があると考えられている。

逆転写
ヒト免疫不全ウイルスなどのレトロウイルス（*Retroviridae*）は，逆転写酵素（reverse transcriptase）をもち，RNA から DNA 方向への転写が生ずる。セントラル・ドグマの例外である。

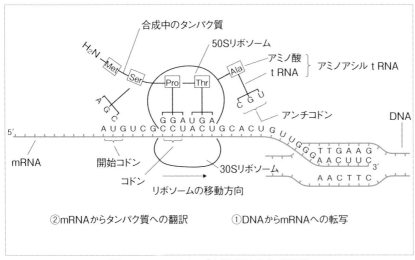

図Ⅱ-2-16　タンパク質分子の合成過程
（杣源一郎：新版 微生物と免疫（林　修編著）. p.36，建帛社，2014）

　b. 翻訳（translation）：情報が転写された mRNA を鋳型として，リボソーム上で ATGC の塩基配列による染色体 DNA の遺伝情報が，20種類のアミノ酸からなるタンパク質のアミノ酸配列へ合成される過程を翻訳という。合成された RNA のうち，rRNA（リボソーム RNA）はリボソームを形成する。tRNA（transferRNA；転移 RNA）はその分子の 3′末端に各アミノ酸を結合させてアミノアシル tRNA となり，リボソームの mRNA 上に順次アミノ酸を運ぶ（図Ⅱ-2-16）。mRNA の連続する 3 つの塩基配列をコドン（codon）といい，このコドンに相補的に対合する tRNA 側の 3 つの塩基配列をアンチコドン（anticodon）と呼ぶ。コドンはそれぞれ 1 つのアミノ酸を規定する（表Ⅱ-2-4）。AUG はメチオニンとともにタンパク質合成（翻訳）の開始を規定し，開始コドン（initiation codon）と呼ばれる。また UAA，UAG，UGA の 3 つに対応するアミノ酸はなく，タンパク質合成（翻訳）の終了を規定し，終止コドン（termination codon）と呼ばれる。リボソームは終止コドンに達するとmRNA から遊離し，翻訳が終了する。

　c. 遺伝子発現の調節：遺伝子 DNA には，タンパク質のアミノ酸配列をコードしている構造遺伝子の領域とその遺伝子を発現させるために必要な遺伝子調節領域からなっている。原核細胞には，糖代謝やアミノ酸合成にかかわる複数の遺伝子がまとまりになり，発現の調節が行われている。そのような遺伝子のまとまりをオペロン（operon）と呼ぶ。オペロンの発現調節には，RNA ポリメラーゼが結合するプロモーター，タンパク質の発現を調節するリプレッサー，リプレッサーが結合するオペレーターがかかわる（図Ⅱ-2-17）。たとえば，大腸菌を例とすると，ラクトースを栄養素として利用する場合に発現する β ガラクトシダーゼは，ラクトースオペロンの制御を受けている。ラクトースオペ

センス鎖とアンチセンス鎖
転写において mRNA と同様の塩基配列をもつ DNA 鎖をセンス鎖という。mRNA はセンス鎖と相補的な DNA 鎖（アンチセンス鎖）を鋳型として合成される。

開始コドン
細菌では，AUG（メチオニン）のほかにまれに GUG（バリン）や UUG（ロイシン）も開始コドンとなる。

遺伝子
開始コドンから終止コドンまでのタンパク質をコードしている DNA 鎖を遺伝子という。

オペロン説
オペロンによる遺伝子発現調節は，ヤコブ（F. Jacob）とモノー（J. L. Monod）によって1961年に提唱された。

表Ⅱ-2-4　コドンの塩基配列と規定するアミノ酸（遺伝子暗号表）

		U		C		A		G
U	UUU	Phe	UCU	Ser	UAU	Tyr	UGU	Cys
	UUC	Phe	UCC	Ser	UAC	Tyr	UGC	Cys
	UUA	Leu	UCA	Ser	UAA	終止	UGA	終止
	UUG	Leu	UCG	Ser	UAG	終止	UGG	Trp
C	CUU	Leu	CCU	Pro	CAU	His	CGU	Arg
	CUC	Leu	CCC	Pro	CAC	His	CGC	Arg
	CUA	Leu	CCA	Pro	CAA	Gln	CGA	Arg
	CUG	Leu	CCG	Pro	CAG	Gln	CGG	Arg
A	AUU	Ile	ACU	Thr	AAU	Asn	AGU	Ser
	AUC	Ile	ACC	Thr	AAC	Asn	AGC	Ser
	AUA	Ile	ACA	Thr	AAA	Lys	AGA	Arg
	AUG	Met	ACG	Thr	AAG	Lys	AGG	Arg
G	GUU	Val	GCU	Ala	GAU	Asp	GGU	Gly
	GUC	Val	GCC	Ala	GAC	Asp	GGC	Gly
	GUA	Val	GCA	Ala	GAA	Glu	GGA	Gly
	GUG	Val	GCG	Ala	GAG	Glu	GGG	Gly

Phe：フェニルアラニン，Leu：ロイシン，Ile：イソロイシン，Met：メチオニン，Val：バリン，Ser：セリン，Pro：プロリン，Thr：スレオニン，Ala：アラニン，Tyr：チロシン，His：ヒスチジン，Gln：グルタミン，Asn：アスパラギン，Lys：リシン，Asp：アスパラギン酸，Glu：グルタミン酸，Cys：システイン，Trp：トリプトファン，Arg：アルギニン，Gly：グリシン
（杣源一郎：新版 微生物と免疫（林　修編著）．p.37，建帛社，2014）

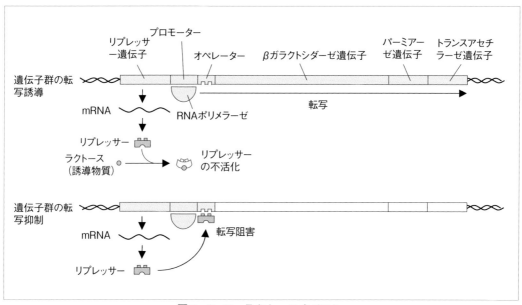

図Ⅱ-2-17　ラクトースオペロン
（杣源一郎：新版 微生物と免疫（林　修編著）．p.38，建帛社，2014）

ロンでは，通常，リプレッサータンパク質がオペレーターに結合して，RNAポリメラーゼはプロモーターに結合できず，転写が制御されている。ラクトースが存在すると，リプレッサーはラクトースと結合し，オペレーターとの結合

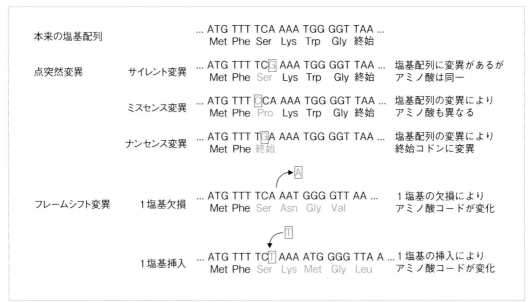

図Ⅱ-2-18　遺伝子の変異
（杣源一郎：新版 微生物と免疫（林　修編著）．p.39, 建帛社, 2014）

から離れる。そうすると，RNA ポリメラーゼはプロモーターに結合し，転写
が起こる。

（5）変　異

　細菌は，無性生殖にて 2 分裂で増殖する生物であり，娘細胞が母細胞と同じ
性状を示すことが通常である。しかし，実際は DNA の複製の誤りや DNA の
損傷のなどにより，染色体の塩基配列が変化し，細菌の遺伝的性質は変化（変
異）している。変異の確率は，偶発的に一定の頻度で生じる自然突然変異に比
べ，DNA に親和性をもつ化学物質の存在や，紫外線や放射線の照射，バクテ
リオファージなどによる他の遺伝子の侵入などの要因によって著しく高まるこ
とがわかっている。

　変異には図Ⅱ-2-18に示すようにいくつかの種類がある。変異による形質
変化の要因の代表的なものはタンパク質のアミノ酸配列の変化による。しかし，
遺伝子変異のなかには，アミノ酸配列の変化を伴わないものも多く存在し，そ
れらはサイレント変異と呼ばれる。これら変異の多くは宿主にとって望ましく
ない形質の変化を誘導するが，なかには薬剤耐性など微生物の生存に有利に働
く場合もある。

（6）遺伝子の伝達

　ある細菌の染色体の一部が他の細菌細胞へ伝達され，その受け入れ側の細胞
の遺伝子として機能することがある。

変異原性試験
細菌の遺伝子に変異を
生じさせる物質（変異
原性物質）は，ヒトな
どの真核生物に対して
も変異を生じさせる可
能性がある。細菌に対
する変異原性を調べる
ことで，発癌性を調べ
ることができる。

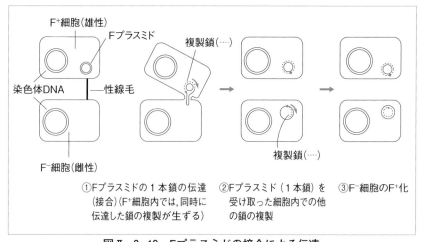

図Ⅱ-2-19　Fプラスミドの接合による伝達
（杣源一郎：新版 微生物と免疫（林　修編著）. p.40，建帛社，2014）

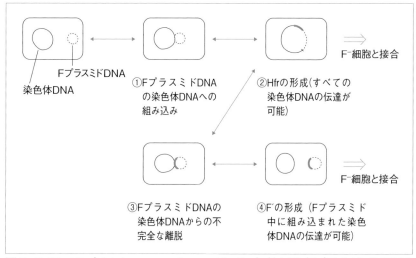

図Ⅱ-2-20　Hfr（high frequency of recombination）株とF′（Fプライム）株の形成
（杣源一郎：新版 微生物と免疫（林　修編著）. p.40，建帛社，2014）

１）接　合　接合は，大腸菌で発見された真核生物における有性生殖にも似た，一方の細菌から他方の細菌に効率よくDNAの移行が起きる現象である。

プラスミドがもつ遺伝子
プラスミドには，外毒素産生遺伝子や化学療法剤耐性遺伝子をもつもの（Rプラスミド）がある。

非接合プラスミド
ヌクレオシド数が10 kb以下の小さいプラスミドは，一般に接合能を欠いている。

　Fプラスミドと呼ばれる分子量約68 kbの伝達性プラスミドが，Fプラスミドをもつ菌（F＋菌）からもたない菌（F－菌）へ移行する。F＋菌は性線毛により，F－菌に接触し，接合管を形成し，Fプラスミドを複製しながら移行する（図Ⅱ-2-19）。また，Fプラスミドは染色体に組み込まれた状態で存在する場合があり，その株をHfr（high frequency of recombination）株という。Hfr株も性線毛によりF－菌に接合管を形成し，Hfr株の染色体DNAの1本鎖が複製しながら，F－株に移行し，染色体DNAへ組み込まれる。このように染色体DNAの一部をもつようになったものをF′［Fプライム（F prime）］という（図Ⅱ-2-20）。接合によって，薬剤耐性をもつ伝達プラスミド（Rプ

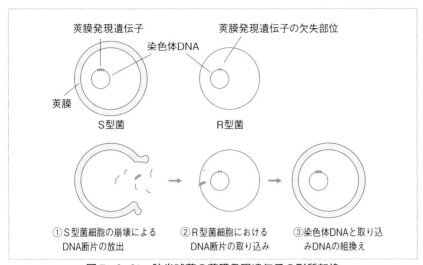

図Ⅱ-2-21　肺炎球菌の莢膜発現遺伝子の形質転換
（柚源一郎：新版 微生物と免疫（林　修編著）．p.39，建帛社，2014）

ラスミド）を保持する株が，保持しない株へ接合により，Rプラスミドを伝達
し，薬剤耐性遺伝子を伝達することができる。

2）形質転換　　形質転換は，ある細菌の細胞外に遊離しているDNA断片を
生きた細胞が取り込み，遺伝的組換えにより取り込んだ細菌（受容菌）の遺伝
子の一部となり，外来DNAの遺伝形質が伝達されることである。この現象は
最初に肺炎球菌（*Streptococcus pneumoniae*）で観察され，枯草菌（*Bacillus
subtilis*）などでも認められた。肺炎球菌では，莢膜多糖の合成遺伝子を欠失し
た株（R型）へ合成遺伝子が移入され，莢膜形成株（S型）が得られる（図Ⅱ-
2-21，1928年フレデリック・グリフィスの実験）。形質転換能をもった細胞
をコンピテント細胞といい，特定の物理的・化学的処理をすることで，コンピ
テント細胞にすることもできる.

3）形質導入　　感染するウイルスとしてバクテリオファージがある。バクテ
リオファージが感染後，ファージ粒子を再構成する際に，宿主細菌の染色体
DNAと結合したまま，宿主細菌DNAを取り込んだファージが完成する。そ
のバクテリオファージが他の細菌に感染すると遺伝子情報が運ばれる。このよ
うにバクテリオファージを介して行われる遺伝子伝達の方法を形質導入という
（図Ⅱ-2-22）。ビルレント（毒性）ファージは，感染後宿主細胞のゲノムを
断片化し，頭部に取り込み，自己DNAの複製と外殻タンパク質の合成を行い，
ファージ粒子となって宿主細胞を溶菌して細胞外に放出され，ランダムに
DNAを伝達する.　またテンペレート（溶原性）ファージは，バクテリオファ
ージのDNAが宿主細胞の染色体に組み込まれ，宿主細胞を溶菌せずにその
まま潜伏する。このような宿主細胞の染色体DNAに組み込まれたファージを
プロファージと呼ぶ。プロファージが保持された状態を溶原化という。プロファ

バクテリオファージ
「細菌を食うもの」の
意味で，ビルレント
ファージとテンペレー
トファージは，それぞ
れ「毒性（ビルレン
ス）」，あるいは「穏健
（テンペランス）」とい
う意味である。

RNAファージ
RNAファージのRNA
は，多くの場合，宿主
細胞中でmRNAとし
て機能する。

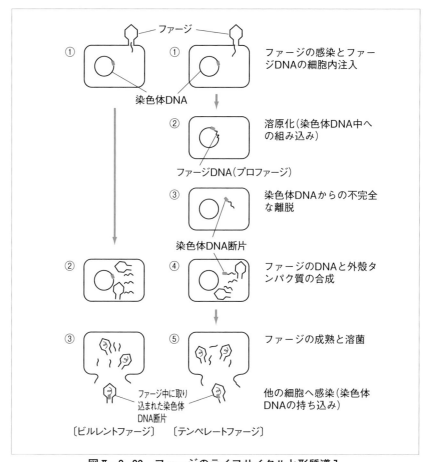

図Ⅱ-2-22　ファージのライフサイクルと形質導入
（杣源一郎：新版 微生物と免疫（林　修編著）．p.41，建帛社，2014）

ージは宿主細胞の染色体 DNA から離脱して，ビルレントファージと同様に宿主細胞内で増殖し，宿主細胞を溶菌する。形質導入されるのは染色体 DNA ばかりではなく，プラスミド DNA でも可能である。

参考文献

＊吉田眞一，柳雄介，吉開泰信編：戸田新細菌学　改訂34版．南山堂，2014

＊Brooks, GF., Carroll, KC., Butel, JS. et al：Jawetz, Melnick, & Adelberg's Medical Microbiology 24 th ed. McGraw‒Hill Medical Publishing, 2007

＊杣源一郎：「細菌の遺伝と変異」，新版微生物と免疫（林　修編著）．pp.34‒42，建帛社，2014

＊土居幸雄：改訂食品微生物学，pp.159‒180，建帛社，2016

第 3 章

ウイルス学総論

1　ウイルスの形態と構造

（1）ウイルスの形態と大きさ

　感染可能なウイルス（成熟ウイルス）はウイルス粒子またはビリオン（virion）と呼ばれ，大きさは20〜300 nm の範囲にあるが，なかには20 nm に満たないピコルナウイルスや，長さが1,400 nm になるフィロウイルスなどが存在する。

　ウイルス粒子の形態は多様で，動物ウイルスでは，正20面体，球状，砲弾型，さらに複雑な内部構造からなるレンガ状（例：ポックスウイルス）のものがある。植物ウイルスでは，桿状，ひも状，球状のものが多く，細菌ウイルスではオタマジャクシ状のものがある（図Ⅱ-3-1，表Ⅱ-3-1）。

（2）ウイルスの基本構造と組成

　ウイルス（ビリオン）の基本構造は遺伝子である核酸〔ゲノム（genome）〕とタンパク質の殻〔カプシド（capsid）〕からできており，併せてヌクレオカプシド（nucleocapsid）という。カプシドはカプソメア（capsomere）と呼ばれるサブユニットが集合して構成されている（図Ⅱ-3-2）。ウイルスによってはカプシドの外側に糖タンパク質と脂質からなるエンベロープ〔被膜（envelope）〕や，その表面にスパイク（spike）をもつものがある。

1）核　酸　　ウイルスの核酸はDNA，RNA のどちらか一方である。これらの核酸は1本鎖または2本鎖で，ほとんど線状であるが，DNA ゲノムには環状のものもある。DNA ウイルスのゲノムは単一の DNA 分子で構成されており，RNA ウイルスも通常1分子であるが，複数の RNA 分子〔分節（segment）〕で構成されているものがある。ゲノムサイズは数千塩基の1本鎖RNA から数十万塩基の2本鎖DNA まである。1本鎖RNA ではそれ自体mRNA としての機能をもっているものをプラス鎖（＋）RNA といい，そのままでは mRNA としての機能がなく，感染後転写されてプラス鎖RNA となりタンパク質合成が開始されるものをマイナス鎖（−）RNA という。ウイルス核酸は種類によってタンパク質合成，複製過程が異なり，ウイルスの感染性，

nm（ナノメーター）
長さの単位，細菌や真菌類の場合は μm（ミクロン）で表す。さらに小さいウイルスでは nm で表す。
$1 \, nm = 10^{-3} \, \mu m$
$1 \, nm = 10^{-6} mm$

感染宿主によるウイルスの分類
ウイルスは感染宿主の違いによって動物ウイルス，植物ウイルス，細菌ウイルス（バクテリオファージ）に分けられる。

植物ウイルス
大きさは，平均30〜85 nm の範囲にある。タバコモザイクウイルス（TMV）は15〜18×300 nm である。

ゲノム
生命維持の基本単位，全遺伝情報を含む DNA（ウイルスは DNA または RNA）。

ウイルス核酸の遺伝子数
3〜約200個と非常に少ない。それに比べて，細菌は約3,000個である。

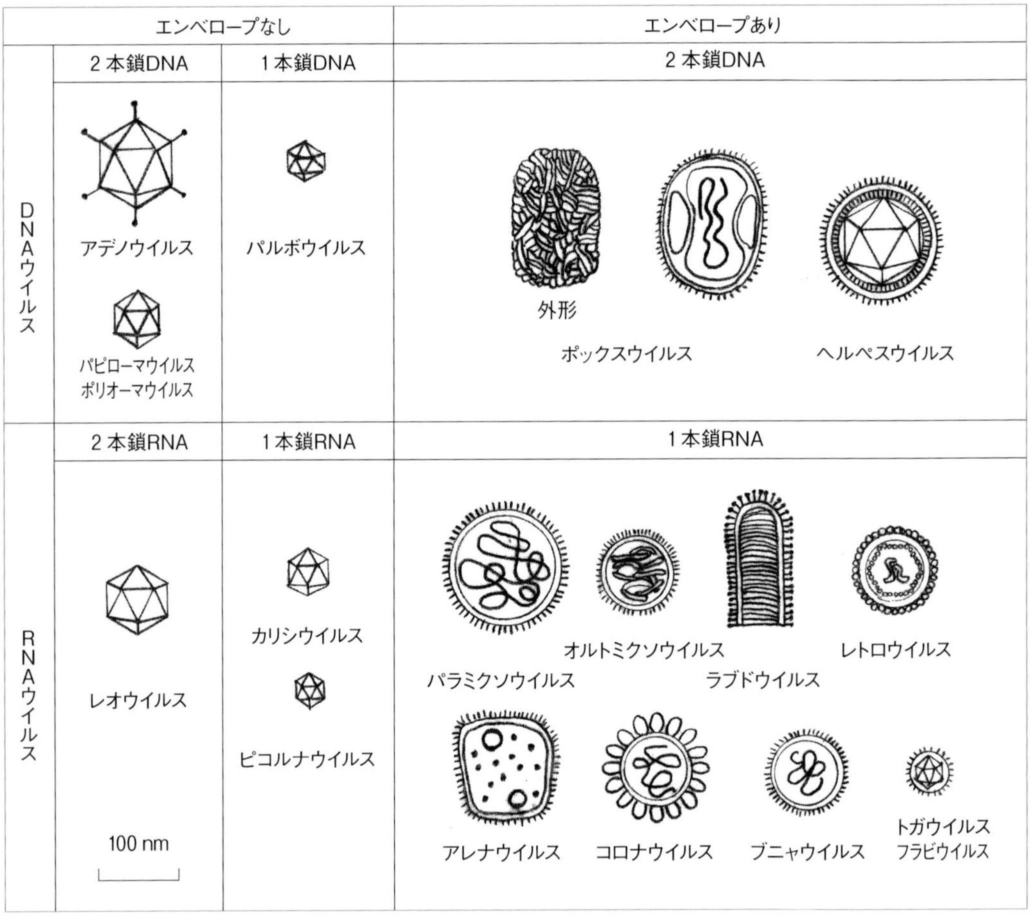

エンベロープなし			エンベロープあり		
	2本鎖DNA	1本鎖DNA	2本鎖DNA		

図Ⅱ-3-1　ウイルスの形態と大きさ

(Pelczar, MJ., Chan, ECS., Krieg, NR., et al. : Microbiology, Concepts and Applications. p. 896, McGraw-Hill, 1993 を参考に作成)
(眞山眞理：新版 微生物と免疫（林　修編著）. p.44, 建帛社, 2014)

増殖と密接な関係がある。

2）カプシド　　カプシドタンパク質は，核酸のもつ遺伝情報に基づいてつくられ，核酸を包み保護する。ヌクレオカプシドは，正20面体を構成し，なかに核酸が収納されているもの（立方対称型）と，らせん状の核酸にタンパク質が結合し細長い管状構造をとるもの（らせん対称型）のいずれかである（図Ⅱ-3-2）。エンベロープをもたないウイルスでは，カプシドタンパク質は感染細胞表面のレセプター〔receptor（受容体）〕に吸着する過程で重要な役割をもち，ウイルスの宿主域と抗原性を決定する。

3）エンベロープ　　エンベロープは，ウイルスが感染細胞から遊離するとき，その細胞膜成分を取り込んだ脂質二重膜である。脂質で構成されているため，エンベロープをもつウイルスでは，脂質溶解性のエーテルなどの処理でエンベロープが破壊され，ビリオンは感染性を失う。らせん対称型の動物ウイルスは

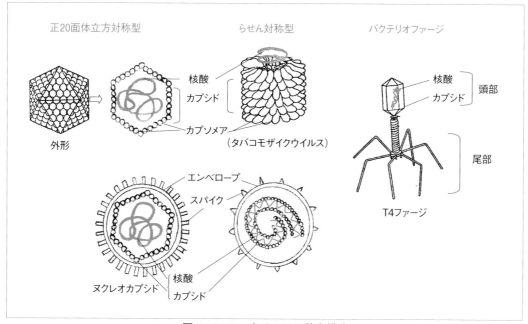

図Ⅱ-3-2　ウイルスの基本構造
(眞山眞理：新版 微生物と免疫（林　修編著）．p.46, 建帛社, 2014)

すべてエンベロープをもつ。エンベロープの表面には糖タンパクからなるスパイクが存在し，感染する際ウイルス抗原として重要な役割をもつ。

4) その他のウイルスタンパク質　　ウイルス粒子内部に含まれ，酵素として働くタンパク質がある。ウイルスは自分の代謝活性はもたないため，自己増殖は宿主の代謝系に依存している。しかし，なかにはウイルスの複製や感染に必要な特殊な酵素をビリオンのなかにもつウイルスがある。代表的な例としてRNA 依存性 RNA ポリメラーゼ，レトロウイルスの逆転写酵素（RNA 依存性DNA 合成酵素）やインテグラーゼ，DNA ポリメラーゼなどがある。

2　主なウイルスの分類

　ウイルスの分類と命名は，国際ウイルス分類委員会（International Committee on Taxonomy of Viruses：ICTV）によって行われており，Web上で公開されている。ICTV 第 9 次報告（2011年）では，ゲノムの組成と構造（ウイルスゲノムが DNA または RNA か，1 本鎖か 2 本鎖か）と複製機序の違いにより分類されている（図Ⅱ-3-3）。さらに，ウイルス粒子の形状（核酸の分子量，ビリオンの形態，ヌクレオカプシドの対称性，エンベロープの有無）などを基準に分類される。ヒトの感染症を起こす主なウイルスの分類と特徴を表Ⅱ-3-1に示した。

表Ⅱ-3-1　主な動物ウイルスの分類と特徴

ウイルス科	ウイルス粒子					主なヒトの病原ウイルス（属または種名）
	大きさ(nm)	外形	カプシド構造	エンベロープ	核酸の性状	
2本鎖DNAウイルス（dsDNA viruses）						
ヘルペスウイルス *Herpesviridae*	120〜200	球状	正20面体	＋	2本鎖（環状）	単純ヘルペスウイルス（*Herpes simplex virus*） 水痘-帯状疱疹ウイルス（*Varcella-zoster virus*） サイトメガロウイルス （*Human cytomegalovirus*） EBウイルス（*Epstain-Barr virus*） ヒトヘルペスウイルス6，8型 （*Human herpesvirus 6.8*）
アデノウイルス *Adenoviridae*	70〜90	球状	正20面体	−	2本鎖（環状）	ヒトアデノウイルス（*Human adenovirus*）
パピローマウイルス *Papillomaviridae*	55	球状	正20面体	−	2本鎖（環状）	ヒトパピローマウイルス （*Human papillomavirus*）
ポリオーマウイルス *Polyomaviridae*	45	球状	正20面体	−	2本鎖（環状）	JCポリオーマウイルス（*JC polyomavirus*）
ポックスルイルス *Poxviridae*	230×300	レンガ状	複雑な内部構造	＋	2本鎖（環状）	痘瘡ウイルス（*Variola virus*） ワクシニアウイルス（*Vaccinia virus*）
1本鎖DNAウイルス（ssDNA viruses）						
パルボウイルス *Prvoviridae*	18〜26	球状	正20面体	−	1本鎖（線状）	ヒトパルボウイルスB19 （*Human parvovirus B19*）
2本鎖RNAウイルス（dsRNA viruses）						
レオウイルス *Reoviridae*	60〜80	球状	正20面体	−	2本鎖	ロタウイルス（*Rotavirus*）
マイナス1本鎖RNAウイルス（negative sense ssRNA viruses）						
フィロウイルス *Filoviridae*	直径80 長さ1,400	ひも状	らせん対称	＋	（−）1本鎖	エボラウイルス（*Eboravirus*） マールブルグウイルス（*Marburgvirus*）
パラミクソウイルス *Paramyxoviridae*	150〜250	球状	らせん対称	＋	（−）1本鎖	麻疹ウイルス（*Measles virus*） ムンプスウイルス（*Mumps virus*） ヒトパラインフルエンザウイルス （*Human parainfluenza virus*）
ラブドウイルス *Rhabdoviridae*	70×180	弾丸状	らせん対称	＋	（−）1本鎖	狂犬病ウイルス（*Rabies virus*）
ブニヤウイルス *Bunyavirales*	90〜120	球状	らせん対称	＋	（−）1本鎖	腎症候性出血熱ウイルス（*Hantaan virus*） クリミア・コンゴ出血熱ウイルス（*Crimean-Congo hemorrhagic fever virus*）
アレナウイルス *Arenaviridae*	50〜300	球状	複雑な内部構造 （らせん対称）	＋	（−）1本鎖	ラッサウイルス（*Lassa virus*） フニンウイルス（*Junin virus*） マチュボウイルス（*Machupo virus*）
オルトミクソウイルス *Orthomyxoviridae*	80〜120	球状	らせん対称	＋	（−）1本鎖	インフルエンザウイルスA，B，C （*Influenza virus A, B, C*）
プラス1本鎖RNAウイルス（positive sense ss RNA viruses）						
コロナウイルス *Coronaviridae*	60〜220	球状	らせん対称	＋	（＋）1本鎖	ヒトコロナウイルス（*Human coronavirus*） SARSコロナウイルス（*Severe acute respiratory syndrome-related coronavirus*）
ピコルナウイルス *Picornaviridae*	18〜30	球状	正20面体	−	（＋）1本鎖	ポリオウイルス（*Poliovirus*） ヒトコクサッキーウイルス（*Human coxackievirus*） ヒトエコーウイルス（*Human echovirus*） ヒトライノウイルス（*Human rhinovirus*）
アストロウイルス *Astroviridae*	27〜30	球状	正20面体	−	（＋）1本鎖	ヒトアストロウイルス（*Human astrovirus*）
カリシウイルス *Caliciviridae*	35〜40	球状	正20面体	−	（＋）1本鎖	ノロウイルス（*Norovirus*）
フラビウイルス *Flaviviridae*	40〜50	球状	正20面体	＋	（＋）1本鎖	日本脳炎ウイルス（*Japanese encephalitis virus*） 黄熱ウイルス（*Yellow fever virus*） デングウイルス（*Dengue virus*） ウエストナイルウイルス（*West Nile virus*） C型肝炎ウイルス（*Hepatitis C virus*）
トガウイルス *Togaviridae*	50〜70	球状	正20面体	＋	（＋）1本鎖	風疹ウイルス（*Rubella virus*）
逆転写DNAおよびRNAウイルス（reverse transcribing DNA and RNA viruses）						
ヘパドナウイルス *Hepadonaviridae*	40〜45	球状	正20面体	＋	2本鎖（環状）	B型肝炎ウイルス（*Hepatitis B virus*）
レトロウイルス *Retroviridae*	100〜120	球状	正20面体	＋	（＋）1本鎖	ヒト免疫不全ウイルス1,2（*Human immunodeficiensy virus 1,2*） 成人T細胞白血病ウイルス1（*Human T-lymphotropic virus 1*）
亜ウイルス因子（subciral agents）						
プリオン prions						タンパク質の感染因子 CJDプリオン，BSEプリオン

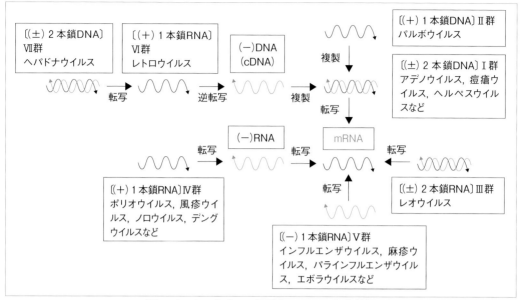

図Ⅱ-3-3　ウイルス核酸とmRNAの合成過程
（宮道慎二，奥田徹，井上勲ほか編：微生物の世界．p183，筑波出版会，2006を参考に作成）
（眞山眞理：新版　微生物と免疫（林　修編著）．p.47，建帛社，2014）

（1）DNAウイルス

　DNA ウイルスは，一般に宿主の高度な転写装置をそのまま利用できるため，
複雑な遺伝子発現調節が可能であり，DNA ウイルスのゲノムサイズは，大き
いものから小さいもの（3～200 kb）まで幅広く存在する。ほとんどが2本鎖
DNA ウイルスで，アデノウイルス，ヘルペスウイルス，ポックスウイルス，
パピローマウイルス，ポリオーマウイルスの各科がある。1本鎖 DNA ウイル
スは非常に少なく，パルボウイルス科（伝染性紅斑_{こうはん}）が知られている。2本鎖
DNA をもつヘパドナウイルス科（B 型肝炎ウイルス）は，逆転写を行う
DNA ウイルスとして分類されている。

（2）RNAウイルス

　RNA ウイルスのゲノムサイズは7～30 kb と小さい。2本鎖 RNA ウイル
スには，レオウイルス科のみが含まれており，消化管感染症を起こすレオウイ
ルス，ロタウイルスがある。mRNA として作用する1本鎖（＋鎖）RNA ウイ
ルスは，ウイルス中最大のグループを形成している。コロナ，フラビ，ピコル
ナ，トガ，カリシの各ウイルス科のほか，最近ヘペウイルス科（E 型肝炎ウイ
ルス）が組み入れられた。1本鎖（－鎖）RNA ウイルスは，ほとんどがエン
ベロープをもっており，オルトミクソウイルス科（インフルエンザウイルス），
パラミクソウイルス科（麻疹_{ましん}，ムンプスウイルス）のほか，エボラ，マールブ
ルグ，ラッサウイルスなど1類感染症を起こすウイルスを含む。また，オルト

逆転写酵素
1本鎖RNAを鋳型と
して相補的塩基配をも
つDNAを転写する酵
素（RNA依存性DNA
ポリメラーゼ）。

ミクソウイルス科と同様に分節型RNA分子をもつブニヤ，アレナの各ウイルス科も含まれる。1本鎖（＋鎖）RNAをもつレトロウイルス科（ヒト免疫不全ウイルス，成人T細胞白血病ウイルス）は，逆転写酵素をもつRNAウイルスとして分類されている。

COLUMN　ウイルスの名前の由来

　新しく発見されたウイルスの名前はどのように決められるのか。これには発見者が独自性を発揮できる。たとえば，ピコルナウイルス科（*Picornaviridae*）は極端に小さい（*piccolo*，イタリア語で非常に小さいの意）RNAを含むことから，レトロウイルスはゲノムのRNAを逆転写酵素により逆方向に（*retro*，ラテン語で後ろ向きの意）DNAを合成することから，さらに，アルボウイルス（arboviruses）は節足動物媒介性ウイルス（arthropod-borne virus）からの造語から命名された。また，「国際ウイルス分類委員会規則」によりウイルス名には個人名は使用できないが，地名は使用可能であり，ブニヤウイルス科（*Bunyaviridae*）は最初に発見されたウガンダの地名，Bunyawereから名づけられた。このようにウイルスの名称から，そのウイルスが最初に発見された地域が推測されるものもある。2019年に発生し，国際的に大きな問題となった新型コロナウイルスは，国際ウイルス分類委員会はSARS-CoV-2（Severe acute respiratory syndrome-related coronavirus-2）と命名したが，世界保健機関（WHO）は地理的な位置，動物，さらには，特定の個人・集団に言及せず，COVID-19（Corona Virus Disease-19）と命名した。

3　ウイルスの増殖と培養

（1）ウイルスの増殖

　ウイルスは細胞構造をもたないため，生きた細胞に侵入して増殖する。宿主細胞の代謝酵素や成分，さらにタンパク質合成のためにリボソームを利用して自己成分を合成し増殖する。ウイルスの増殖機構はウイルスの種類によって異なるが，細胞内における増殖の基本様式は次の段階に分けられる。代表的な動物ウイルスの増殖過程を図Ⅱ-3-4に示す。

1）宿主細胞への吸着，侵入，脱殻

　a．吸着（absorption）：侵入の第一段階はウイルス粒子の細胞表面への吸着であり，ウイルス粒子表面のタンパク質または糖タンパク質が細胞膜表面のレセプターに特異的に結合する。ウイルスに特異的なレセプターがない細胞にはウイルスは吸着できない。

　b．侵入（penetration）：ウイルス粒子は細胞の貪食作用〔エンドサイトーシス（endocytosis）〕によるか，またはエンベロープと細胞膜が融合して，細胞質内に侵入する。その際，細胞表面にエンベロープを残してヌクレオカプシドだけが侵入する場合（ヘルペスウイルス，麻疹ウイルス，パラインフルエン

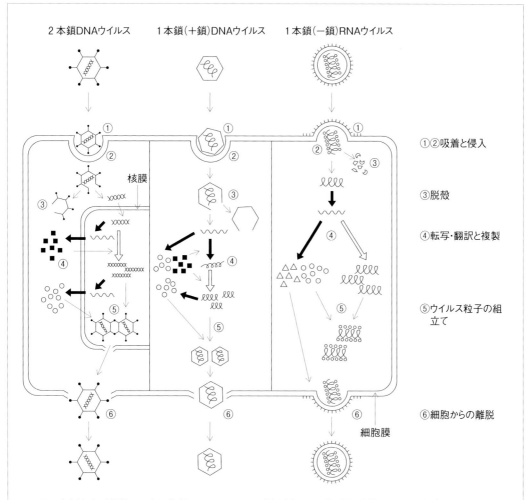

図Ⅱ-3-4　動物ウイルスの増殖過程
（眞山眞理：新版 微生物と免疫（林　修編著），p.49，建帛社，2014）

ザウイルスなど）と貪食作用によって取り込まれたのち，細胞質内にヌクレオ
カプシドが放出される場合（インフルエンザウイルス）がある。

　ｃ．脱殻（uncoating）：ヌクレオカプシドからカプシドタンパク質が取り
除かれ，裸の核酸となる。大部分のウイルスでは，細胞内のリソソーム
（lysosome）タンパク質分解酵素によるが，ウイルス自身の分解酵素による場
合もある。

2 ）転写・翻訳と複製　　ウイルス核酸の遺伝情報が mRNA に転写され，細胞質のリボソーム上でウイルスタンパク質が合成される。また，ウイルス核酸が複製される。転写・翻訳には，ウイルスの種類によって複製に必要な酵素を合成する初期過程と，ウイルス粒子構成タンパク質を合成する後期過程がある。ウイルス粒子の構成成分の合成と組立ては DNA ウイルス，RNA ウイルスにより異なり，7 つのグループに分類できる。クラスⅠは 2 本鎖 DNA ウイルス，クラスⅡは 1 本鎖 DNA ウイルス，クラスⅢは 2 本鎖 RNA ウイルス，クラスⅣはプラス鎖 RNA ウイルス，クラスⅤはマイナス鎖 RNA ウイルス，クラスⅥは逆転写を行う RNA ウイルス，クラスⅦは逆転写を行う DNA ウイルスである。

3 ）ウイルス粒子形成　　合成されたウイルス核酸，カプシドタンパク質，そのほかの構造タンパク質が集合し，子ウイルス粒子が組み立てられる（成熟，maturation）。DNA ウイルスはポックスウイルス以外すべて核内で組み立てられる。ポックスウイルスと RNA ウイルスは細胞質内で組み立てられる。子ウイルス粒子が一定量に達すると，細胞が破壊されて放出される。エンベロープをもつウイルスは細胞膜または核膜をかぶって，出芽（budding）の形で細胞外に放出される。レトロウイルスや DNA ウイルスではプロウイルスとして宿主染色体に取り込まれることがある。

　1 個の細胞に 1 個のウイルス粒子が感染し増殖する時間は，ウイルスの種類や細胞の種類によって異なる。一般に 10 時間前後とされ，その結果つくられる子ウイルス粒子は数百〜数千個である。増殖過程において，脱殻から新しい成熟ウイルスのあらわれるまでは細胞内にウイルスの形態が見出せない。この時期を暗黒期（eclipse period）といい，また脱殻から成熟ウイルスの細胞外放出までの時期を潜伏期（latent period）という。

（2）ウイルスの培養

　ウイルスは生きた細胞にのみ寄生して増殖する。そのため，動物ウイルスの増殖には動物，孵化鶏卵，培養細胞などが用いられる。ウイルスの種類によって感受性が異なるため，各培養に適した材料を使用する必要がある。

1 ）動物を用いる培養　　マウス，モルモット，ウサギ，ハムスター，サル，フェレットなどが用いられるが，ウイルスの種類によって動物種や接種方法（皮下，脳内，腹腔，鼻腔など）が異なる。日本脳炎は哺乳マウスの脳内接種，インフルエンザウイルスはマウスあるいはフェレットの経鼻接種などが行われている。動物を用いる場合，すでにウイルスに感染していないかどうかが重要となる。そのため，SPF（specific pathogen free）動物が有用となるが，SPF が確保できる動物種はまだ限られている。

SPF 動物
特定の微生物をもたない無菌状態飼育動物。

2 ）孵化鶏卵を用いる培養　　受精卵を 37℃ の孵卵器で発育させた 7 〜12 日

卵が，主としてインフルエンザウイルスの培養に用いられる。無菌的に卵殻に
小孔をあけ，漿尿膜，漿尿膜腔，羊膜腔などに接種し2～3日間培養すると，
ウイルスはこれらの膜細胞や胎児内で増殖し，漿尿液，羊水中に出てくる。その他ムンプス，ヘルペス，ワクチニアウイルスの培養，麻疹ウイルスの弱毒化
に用いられるが，接種部位，卵齢はウイルス種や使用目的によって異なる。

3）培養細胞（cell culture）を用いる培養　　動物臓器を細切りし，トリプ
シン（タンパク質分解酵素）やコラーゲン分解酵素で遊離細胞としたのち，培
養瓶，試験管内の培養液中で培養したものである。容器の壁に付着して増殖した培養細胞に接種したウイルスは，細胞内で増殖し培養液中に出てくる。動物
や発育鶏卵に比べ，培養細胞は取り扱いが簡便で細胞レベルでウイルスの正確
な定量ができることから，ウイルス研究に現在最もよく使用されている。そのほか，器官培養（organ culture），組織培養（tissue culture）がある。

　培養細胞には初代培養細胞（primary cell lines）と株化細胞（continuous
cell lines）がある。初代培養細胞は動物組織から最初に作成された培養細胞をいう。サル腎臓，ニワトリ胎児，ヒト胎児などの培養細胞がある。これらは容
器内で数代にわたり継代培養できるが，やがて細胞は死滅する。初代培養細胞
はウイルスに感受性が高く，ウイルス感染者からのウイルス分離やワクチン生
産に用いられる。初代培養細胞を継代培養するなかで，無限の増殖能を獲得した培養細胞が得られることがある。これを株化細胞あるいは継代培養細胞といい，容器内での増殖がよく，安定であるため，ウイルスの分離，同定，増殖の
解析などに使用されている。ヒト子宮頸部癌のHeLa（ヒーラ）細胞やミドリ
ザル腎由来のVero（ベロ）細胞など多数の株化細胞が使用されている。

コラーゲン
皮膚，骨，血管などの結合組織の主成分である線維状タンパク質。

4　ウイルスの遺伝と変異

（1）突然変異

　ウイルス遺伝子は感染細胞内で正確に複製され，同時に転写，翻訳，タンパク質合成の機能発現の過程を経て，子ウイルスに伝えられる。しかし，ウイルスの遺伝子にもその複製過程で塩基配列の変化による突然変異（mutation）が起こる。1つの塩基の変化（欠失，置換あるいは挿入）による点突然変異（point mutation）は，遺伝子がDNAかRNAで異なり，複製システムによっても異なるが，DNAウイルスは10^{-10}の頻度で起こる。修復機能がないRNAウイルスのほうが10^{-3}～10^{-4}と変異しやすく，ヒトの遺伝子の変異率と比べると，100万倍の速さで変異するといわれている。インフルエンザウイルスの抗原性の変化がよく知られているが，後天性免疫不全ウイルス（HIV）の抗原性変化はさらに大きいとされる。このような突然変異は自然界では10^{-4}～10^{-10}の頻

度で起こるが，紫外線照射や化学物質の人為的処理によって高頻度に起こすことができる。点突然変異の繰り返しにより，Ａ型インフルエンザウイルスがもっているスパイク表面の赤血球凝集素（hemagglutinin；HA）とノイラミニダーゼ（neuraminidase；NA）の抗原性は年ごとに変化する。毎年起こる抗原性の微小な変化を連続変異（antigenic drift）という。

連続変異とワクチン
インフルエンザにおいて，ワクチン接種による予防効果が十分でないのは連続変異が起こりやすいためである。

（２）分子内組換えと遺伝子再集合

不連続変異とパンデミック
過去のインフルエンザウイルスの不連続変異は世界的大流行（パンデミック）の原因となった（p. 152，気道感染症の項参照）。

　１つの細胞に同種または近縁のウイルスが感染した場合，遺伝子の一部に分子内組換え（intermolecular recombination）が生じて，両方の遺伝子をもつ新しいウイルスがつくられる。分子内組換えは比較的大きいDNAウイルスでみられる。また，分節状の遺伝子をもつ２種のウイルスが１つの細胞に感染し，核酸とカプシドタンパク質の集合によりウイルス粒子を形成するとき，相手方の分節を取り込む遺伝子再集合（genetic reassortment）が起こり，性質の異なる子ウイルスが生じる。ヒトとトリのＡ型インフルエンザウイルスの混合感染により遺伝子再集合が起こり，赤血球凝集素とノイラミニダーゼの抗原性が大きく変化することがある。これを不連続変異（antigenic shift）という。

COLUMN　ウイルスの進化

　宿主に感染するウイルスは宿主のウイルスに対する免疫や抗ウイルス療法による選択圧（selective pressure）を受ける。ヒトのＡ型インフルエンザではHA抗原のアミノ酸の変異（抗原連続変異）により抗原性を変化させて免疫から逃れてウイルスを存続する方法に加えて，遺伝子再集合により全く抗原性の異なるHAを獲得して存続させる方法（抗原不連続変異）を獲得している。そのほか，宿主の免疫から逃れる方法として，ヘルペスウイルス科の水痘・帯状疱疹ウイルス，単純ヘルペスウイルスのように宿主の神経細胞に潜伏し，遺伝子発現を停止させる方法やアデノウイルス，サイトメガロウイルスのように宿主の免疫を積極的に抑制する方法がある。このようにウイルスは宿主体内で存続することが可能なようにさまざまな形で進化している。

参考文献
＊眞山眞理：「ウイルス学総論」，新版 微生物と免疫（林　修編著）．pp. 43-52，建帛社，2014

第Ⅱ部　微生物学総論

第4章　真菌学総論

1　真菌の形態

　真菌とは，真核生物の一種で，酵母，糸状菌（カビ）に代表される。真核をもつ比較的大型の微生物で，その種類は一般細菌よりもはるかに多い。

　多くの菌は土壌中や水中，植物などに広く生息する。ヒトと近い生物のため，感染することもあり真菌症と総称する。

（1）真菌の性質と構造

　真菌は，核，ミトコンドリア，小胞体など細胞内小器官をもち，他の真核生物と同様の構造を示す。葉緑素をもたない従属栄養素であり，好気性あるいは通性嫌気性であり，運動性はなく，最外層に厚く強固な細胞壁，その内側に細胞膜をもつ。細胞壁は β グルカン，キトサン（菌種によってはキチン），そして糖タンパク質からなり，細胞膜に含まれる脂質の組成は動物とは異なり，コレステロールに代えてエルゴステロールが用いられている。

（2）真菌の栄養形態による分類

　真菌の分類は有性生殖による増殖形式に基づいて行われるが，以下のように栄養体の形態による分類も便宜的に用いられている。

1）酵母（yeast）または酵母様真菌（yeast-like fungus）　菌糸形成の能力のない単細胞性の真菌である。栄養細胞の大きさは 3 〜20（平均 5 〜10）μm，形態は球形，卵形，レモン型など多様である（図Ⅱ-4-1 a.）。増殖は主に出芽（budding）により，娘細胞を形成し増殖するが，2 分裂（fission）によるものもある。一定の幅で伸長する菌糸に対し，酵母，特にカンジダ（*Candida*）属は出芽細胞が早く細長くなり菌糸様に見える偽菌糸〔または仮性菌糸（pseudohypha）〕を形成することが多い。

2）糸状菌またはカビ（fungus, mold）　直径 2 〜10 μm の細長い管状構造をもつ菌糸（hypha）からなり，その先端が伸長，分枝するとともに，菌糸が集合して菌糸体（mycelium）を形成する。菌糸には，菌糸を区切る隔壁（septum）のある有隔菌糸と，隔壁がなく連続的な無隔菌糸がある（図Ⅱ-4-1 b.）。隔

酵母（yeast）
"発酵のもと"を意味し，yeast, gist（オランダ語）はギリシャ語の zestos（わき上がる）に由来するといわれ，発酵時の泡立つ現象を示す。

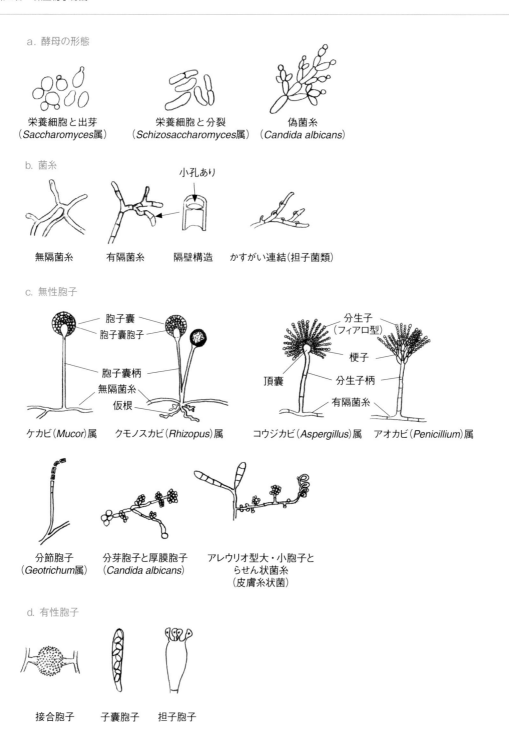

a. 酵母の形態

栄養細胞と出芽
（*Saccharomyces*属）

栄養細胞と分裂
（*Schizosaccharomyces*属）

偽菌糸
（*Candida albicans*）

b. 菌糸

小孔あり

無隔菌糸

有隔菌糸

隔壁構造

かすがい連結（担子菌類）

c. 無性胞子

胞子嚢
胞子嚢胞子
胞子嚢柄
無隔菌糸
仮根

分生子
（フィアロ型）
梗子
分生子柄
有隔菌糸
頂嚢

ケカビ（*Mucor*）属　　クモノスカビ（*Rhizopus*）属　　コウジカビ（*Aspergillus*）属　アオカビ（*Penicillium*）属

分節胞子
（*Geotrichum*属）

分芽胞子と厚膜胞子
（*Candida albicans*）

アレウリオ型大・小胞子と
らせん状菌糸
（皮膚糸状菌）

d. 有性胞子

接合胞子　　　子嚢胞子　　　担子胞子

図Ⅱ-4-1　真菌の形態
（眞山眞理：新版 微生物と免疫（林　修編著）．p.54，建帛社，2014，一部改変）

壁に小孔があり，細胞質内物質が通過できる。隔壁の有無はカビを分類する際の基準となる。担子菌類の有隔菌糸にはかすがい連結がみられる（図Ⅱ-4-1 b.）。菌糸には，培養基中やその表面で生育し栄養分を吸収する栄養菌糸〔または基中（基生）菌糸（vegetative hypha）〕と，空中に垂直に伸び，その先端に胞子を形成する生殖菌糸または気菌糸（reproductive hypha）がある。

3）二形性（または二相性）真菌（dimorphic fungi）　環境条件によって菌糸型と酵母型の両形態をとる。二形性を示す真菌は病原菌に多い。原発性深在性真菌症の原因菌であるヒストプラスマ・カプスラーツム（*Histoplasma capsulatum*），ブラストミセス・デルマチチジス（*Blastomyces dermatitidis*），パラコクシジオイデス・ブラジリエンシス（*Paracoccidioides brasiliensis*），コクシジオイデス・イミチス（*Coccidioides immitis*），ペニシリウム・マルネッフェイ（*Penicillium marneffei*）は，生体内や37℃培養では酵母型，自然界や室温培養では菌糸型をとる。逆に，カンジダ症を起こすカンジダ・アルビカンス（*Candida albicans*）は，培地上で酵母型，生体内では偽菌糸を形成し，その先端に厚膜胞子や分芽胞子をつくる（図Ⅱ-4-1 c.）。深部皮膚真菌症の原因菌スポロトリックス・シェンキイ（*Sporothrix schenckii*）も温度依存性の二形性真菌である。

（3）真菌の発育形態

　真菌の胞子には，無性生殖により形成される無性胞子（asexual spore）と有性生殖による有性胞子（sexual spore）がある（図Ⅱ-4-1 c.およびd.）。無性胞子は大量に形成され，小型で乾燥・熱に抵抗性があるため伝播，増殖しやすい。真菌は主として無性胞子によって繁殖し，有性胞子の形成されることは少ない。

1）無性胞子

　a．胞子囊胞子（sporangiospore）：菌糸から気中に伸びた胞子囊柄の先端がふくらんで胞子囊（sporangium）がつくられ，その内部に多数の胞子囊胞子が形成される。内生胞子とも呼ばれる。

　b．分生子〔分生胞子（conidium, conidiospore）〕：菌糸が分化して生じた分生子柄（conidiophore）の先端に形成され，単細胞～多細胞，色，形など多様性に富む。その形成様式から次の型に分類される。外生胞子とも呼ばれる。

　①**フィアロ型胞子**：菌糸が分化して生じた分生子柄の先端に形成される。アスペルギルス（*Aspergillus*）属，ペニシリウム（*Penicillium*）属などにみられる。

　②**分節胞子（arthrospore）**：菌糸の隔壁が分割し，胞子となる。トリコフィトン（*Trichophyton*）属のある種，ゲオトリクム（*Geotrichum*）属，クラドスポリウム（*Cladosporium*）属などにみられる。

　③**分芽胞子（blastospore）**：栄養細胞あるいは菌糸から分芽を生じ，増大し

キノコ
菌糸が密に集合し形成される菌糸体を子実体（basidiocarp）といい，肉眼で観察できる。主に担子菌類に属し，傘のひだの部分に担子胞子を着生する。

無性生殖
細胞核の融合がなく，有糸分裂による胞子形成。

有性生殖
雌雄2個の配偶子の合体（受精）による生殖。核融合，減数分裂による胞子形成。

真菌の胞子と細菌の芽胞（胞子）
真菌の胞子の熱抵抗性は，菌糸よりは強いが，65℃，1時間程度で死滅する。しかし，細菌の芽胞（120℃，15～20分で死滅）ほど熱耐性ではない。

て胞子となる。カンジダ・アルビカンスなどにみられる。

　④**厚膜胞子**（chlamydospore）：菌糸の先端あるいは中間に細胞質が集まり，膨大し，形成される休眠型胞子である。カンジダ・アルビカンス，フザリウム（*Fusarium*）属などにみられる。

　⑤**その他**：大小の分生子を形成するアレウリオ型胞子〔フザリウム属，皮膚糸状菌（dermatophyte）など〕がある。

2）有性胞子

　a．接合胞子（zygospore）：近接する2本の菌糸が互いに伸びて接触すると配偶子嚢を形成する。配偶子嚢の接合により，1個の接合胞子を生じる。

　b．子嚢胞子（ascospore）：2個の細胞の融合により形成された嚢状の子嚢（ascus）内で核融合，減数分裂が起こり，通常8個の子嚢胞子〔サッカロミセス・セレビシエ（*Saccharomyces cerevisiae*）は4個〕が形成される。

　c．担子胞子（basidiospore）：菌糸の先端が棍棒状に膨大して担子器（basidium）となり，内部で核融合，減数分裂が起こる。その先端に4本の小突起（梗子）が生じ，4個の担子胞子を外生する。

---

2 **真菌の生活環と分類**

（1）真菌の生活環

　基本的な生活環（life cycle）として，無性生活環（asexual cycle）と有性生活環（sexual cycle）がある（図Ⅱ-4-2）。前者では，栄養体が菌糸の場合は単相（haploid）の無性胞子とその発芽，菌糸伸長により増殖する（無性世代という）。後者では，異なる配偶子（単相）が融合，2核細胞〔重相（dikaryon）〕を経て核融合の結果，複相（diploid）の接合体を生じる。減数

生活環
真菌の発育・増殖過程。

単相
基本数（n個）の染色体をもつ核または細胞。

重相
単相の2核が融合しないで共存することをいう。n＋nの染色体をもつ核または細胞。

複相
基本数の2倍（2n個）の染色体をもつ核または細胞。

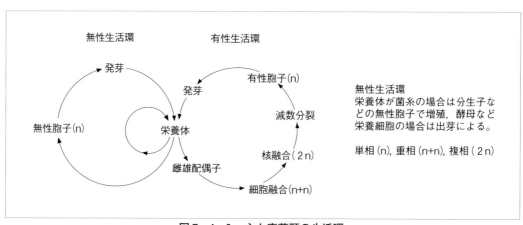

図Ⅱ-4-2　主な真菌類の生活環
（眞山眞理：新版 微生物と免疫（林 修編著）．p.56, 建帛社，2014）

分裂後，形成される単相の有性胞子が発芽し，栄養体（菌糸）となる（有性世代という）。無性世代の形態を無性型［アナモルフ（anamorph）］，有性世代の形態を有性型［テレオモルフ（teleomorph）］と呼ぶ。有性型と無性型で菌名が異なる場合があるが，臨床では無性型の菌名を用いることが多い。

（2）主な真菌の分類

　真菌（Eumycetes）は有性型により，ツボカビ門（*Chytridiomycota*），接合菌門（*Zygomycota*），子嚢菌門（*Ascomycota*），担子菌門（*Basidiomycota*）の 4 門（phylum）に分類される。ヒトに感染する真菌は，接合菌門，子嚢菌門，担子菌門に含まれる。なお，以前は有性世代が未発見か，または欠如した真菌は分類不能の菌群として不完全菌門（*Fungi imperfecti*）として分類していたが，遺伝子解析により分類が可能となったため，不完全菌門という概念は用いられなくなった。

1 ）接合菌門　　有性胞子は接合胞子で隔壁のない菌糸をもつ。腐敗菌のほか，応用微生物学上重要な酵素を産生する菌種がある。空中に存在する菌が肺，脳，脊髄に感染しムーコル症を起こすものもある。代表的な菌種にケカビ（ムコール，*Mucor*）属，クモノスカビ（リゾプス，*Rhizopus*）属がある。両者の形態は似ているが，クモノスカビは仮根（rhizoid）を形成する。

2 ）子嚢菌門　　有性胞子は子嚢胞子で隔壁のある菌系をもつ。重要な病原真菌や食品衛生上有害な菌が多い。皮膚糸状菌症のミクロスポルム（*Microsporum*）属とトリコフィトン（*Trichophyton*）属〔子嚢菌としての属名はどちらもアルスロデルマ（*Arthroderma*）〕，深在性真菌症のブラストミセス（*Blastomyces*）属とヒストプラスマ（*Histoplasma*）属［子嚢菌としての属名はどちらもアジェロミセス（*Ajellomyces*）］が含まれる。内臓に感染するアスペルギルス（*Aspergillus*）属とカンジダ（*Candida*）属も含まれる。アスペルギルス・フラーブス（*A. flavus*）はマイコトキシンであるアフラトキシン（aflatoxin）を産生し，アスペルギルス・フミガーツス（*A. fumigatus*）とともにアスペルギルス症を起こす。一方，アスペルギルス属には食品製造などに利用されるコウジカビ〔米麹菌（*A. oryzae*），醤油麹菌（*A. sojae*），黒麹菌（*A. niger*），かつお節麹菌（*A. glaucus*）〕が含まれる。また，自然界に広く分布し，多くの食品を腐敗させるアオカビとして知られているペニシリウム（*Penicillium*）属もマイコトキシンを産生するペニシリウム・イスランジクム（*P. islandicum*），ペニシリウム・シトリナム（*P. citrinum*）やアレルギー疾患の原因となる有害なものが多いが，ペニシリン製造［ペニシリウム・クリソゲナム（*P. chrysogenum*），ペニシリウム・ノタツム（*P. notanum*）］やチーズの熟成［ペニシリウム・ロックフォルティ（*P. roquefortii*），ペニシリウム・カメンベルティ（*P. camemberti*）］など有益菌もある。

3）担子菌門　有性胞子は担子胞子で，有隔の菌糸をもつ。マツタケやスエヒロタケなどキノコ類はほとんど担子菌門に入る。クリプトコックス症の原因となるクリプトコックス・ネオフォルマンス（*Cryptococcus neoformans*）や，夏型過敏性肺炎を起こすトリコスポロン・アサヒ（*Tricosporon asahii*）が含まれる。

COLUMN　コウジカビ（アスペルギルス属菌）とアフラトキシン

　アスペルギルス属には，酒・味噌・醤油など醸造用のアスペルギルス・オリゼとアスペルギルス・ソヤエがあり，特にこれをコウジカビ（麹菌）と呼び，他のアスペルギルス属菌と区別しているが，発癌性マイコトキシンであるアフラトキシン（AF）産生菌のアスペルギルス・フラーブスやアスペルギルス・パラシチクス（*Aspergillus parasiticus*）とは分類上近縁である。そのため，古来から用いられてきた醸造用麹菌がAFを産生するのではないかと疑われたが，現在はいかなる条件でもAFを産生しないことが科学的に証明されている。なぜ，麹菌がAFを産生しないかというと，長い年月の間に野生アスペルギルス属菌のAF生合成系の遺伝子に変異・欠失が起こり，幸いにもAF生合成能を失ったためとされる。先人はこのような麹菌を選抜してわが国の特色ある発酵食品に利用してきたのである。

---

3 真菌による主な疾患と原因真菌

　真菌によってヒトに発生する疾患は，感染症，マイコトキシン中毒，アレルギー性疾患などがある。

（1）真菌症

　真菌症は真菌による感染症で，感染様式や部位によって分類される。主な疾患とその原因真菌を表Ⅱ-4-1に示す。

1）深在性真菌症（systemic mycosis）　肺，脳など臓器から全身に感染し，重症となる。健康なヒトに感染する原発性感染症と，全身性消耗疾患や免疫能が低下した患者にみられる日和見感染症（続発性）がある。前者にはコクシジオイデス症など5種の疾患の原因菌があり，アメリカ大陸に多発し，重篤な輸入感染症となる。空中に浮遊している胞子が感染源である。日和見感染症は，近年国内外ともに増加しており，カンジダ症，クリプトコックス症，アスペルギルス症，ムーコル症などの原因菌がある。

2）皮下真菌症（subcutaneous mycosis）　深部皮膚真菌症ともいい，傷口から皮下組織，骨，リンパ管などに感染する。感染源は土壌生息菌，生きた植物や腐敗植物の寄生菌である。スポロトリックス・シェンキイによるスポロトリコーシスはわが国でもみられるが，黒色真菌症（クロモミコーシス），菌

表Ⅱ-4-1　真菌による主な疾患と原因真菌の分類

疾患名	原因真菌名（学名）		分類・特徴
	無性型(アナモルフ)名	有性型(テレオモルフ)名	
1．真菌症			
1）深在性真菌症			
①原発性真菌症*			
ブラストミセス症	*Blastomyces dermatitidis*	*Ajellomyces dermtitidis*	子嚢菌，二形性
ヒストプラズマ症	*Histoplasma capsulatum*	*Ajellomyces capsulatus*	子嚢菌，二形性
コクシジオイデス症	*Coccidioides immitis*	―	不完全菌類（子嚢菌），二形性
パラコクシジオイデス症	*Paracoccidioides brasiliensis*	―	不完全菌類（子嚢菌），二形性
マルネッフェイ型ペニシリウム症	*Penicillium marneffei*	―	不完全菌類，二形性
②日和見感染症			
カンジダ症	*Candida albicans* その他 *Candida* 属	*Pichia, Kluyveromyces* など	不完全菌類，酵母，偽菌糸，子嚢菌，二形性
クリプトコックス症	*Cryptococcus neoformans*	*Filobasidiella neoformans*	担子菌，酵母，原発性もある
ニューモシスチス肺炎	*Pneumocystis jirovecii*	―	子嚢菌，酵母
ムーコル症	―	*Absidia corymbifera* *Rhizomucor pusillus* *Rhizopus oryzae* など	接合菌
アスペルギルス症	*Aspergillus fumigatus*	―	不完全菌類（子嚢菌）
2）皮下真菌症			
スポロトリックス症	*Sporothrix schenckii*	―	不完全菌類（子嚢菌），二形性
黒色真菌症 （クロモミコーシス）	*Cladophialophora carrionii* *Exophiala dermatitidis* *Phialophora* 属	― ― ―	不完全菌類 不完全菌類（子嚢菌） 不完全菌類
菌腫	*Madurella grisea* *Scedosporium apiospermum*	― *Pseudallescheria boydii*	不完全菌類 子嚢菌
3）表在性真菌症 皮膚糸状菌症，白癬	*Trichophyton rubrum* *Trichophyton mentagrophytes* *Microsporum* 属 *Epidermophyton floccosum*	― *Arthroderma benhamiae* *Arthroderma* 属 ―	不完全菌類，白癬菌 子嚢菌 子嚢菌，小胞子菌 不完全菌類，表皮菌
皮膚カンジダ症	*Candida albicans*	―	不完全菌類，酵母，偽菌糸
癜風（黒なまず）	*Malassezia furfur* など	―	不完全菌類
黒癬	*Hortaea werneckii*	―	不完全菌類
2．マイコトキシン症	表Ⅱ-4-2参照		
3．真菌アレルギー 気管支喘息，鼻炎	*Alternaria, Cladosporium* *Aspergillus, Candida* など	―	不完全菌類
過敏性肺臓炎 夏型過敏性肺臓炎	*Aspergillus* 属 *Tricosporon asahii* など	― ―	不完全菌類 不完全菌類（担子菌）
アレルギー性気管支喘息	*Aspergilllus fumigatus*	―	不完全菌類（子嚢菌）

*わが国には発生しない輸入感染症である。
（眞山眞理：新版 微生物と免疫（林　修編著）．p.59，建帛社，2014）

表Ⅱ-4-2　主なマイコトキシンの産生菌とその毒性

マイコトキシン	産生菌	汚染食品	毒性
アフラトキシン B$_1$, B$_2$, G$_1$, G$_2$, (M$_1$)	*Aspergillus flavus* *Aspergillus parasiticus*	穀類, 種実類, 香辛料, (乳製品)	肝硬変, 肝癌, 腎腫瘍
オクラトキシンA	*Aspergillus ochraceus* *Penicillium* 属	穀類, 豆類, 食肉製品	腎腫瘍, 腎炎, 催奇形
シトリニン	*Penicillium citrinum* *Penicillium verrucosum*	穀類 (黄変米)	腎ネフローゼ
ルテオスカイリン	*Penicillium islandicum*	穀類 (黄変米)	肝毒性, 肝癌
パツリン	*Penicillium expansum*	リンゴ, リンゴ果汁	脳・肺浮腫
トリコテセン類: ニバレノール デオキシニバレノール	*Fusarium* 属	穀類 (小麦など)	胃腸障害, 臓器出血, 造血機能障害, 免疫不全
ゼアラレノン	*Fusarium* 属	穀類	ホルモン異常 (子宮)
フモニシンB$_1$, B$_2$, B$_3$	*Fusarium verticillioides* *Fusarium proliferatum*	トウモロコシ	ウマ白質脳炎, ブタ肺水腫 肝硬変, 肝癌 (実験動物)
麦角アルカロイド	*Claviceps purpurea*	ムギ類	筋肉痙攣 (血管, 子宮の収縮) 壊疽

(眞山眞理：新版 微生物と免疫 (林　修編著). p.60, 建帛社, 2014)

腫などは熱帯地方に多い。アスペルギルス・フミガーツス，カンジダ・アルビカンスは角膜真菌症を起こす。

3) 表在性真菌症（cutaneous mycosis）　皮膚糸状菌（dermatophyte）は手足，体，陰部などの皮膚，爪，頭髪に感染し，白癬（俗称：水虫，タムシ，インキン）を起こす。原因菌としてトリコフィトン属，ミクロスポルム属，エピデルモフィトン（*Epidermophyton*）属の３属の菌種（約30種）があり，代表的な菌種は紅色白癬菌（*Tricophyton rubrum*），毛瘡菌（*T. mentagrophytes*），鼠径表皮菌（*Epidermophyton floccosum*）である。その他癜風菌（*Malassezia furfur*）による皮膚疾患，癜風（黒なまず）がある。

（2）マイコトキシン症

　マイコトキシン症（mycotoxicosis）は，真菌（カビ）が産生する低分子の二次代謝産物による。マイコトキシンは，食品，特に穀類，種実類を汚染する200種余りのカビによって産生され，加熱工程では分解されない。急性毒性も示すが，汚染食品の長期摂取により肝障害，神経障害，発癌性など慢性毒性を示すことが多い（表Ⅱ-4-2）。微量で強力な発癌性を示すアフラトキシンを産生するアスペルギルス・フラーブスなど各種のアスペルギルス属菌やペニシリウム属菌がある。国内の麦を汚染するフザリウム属菌はデオキシニバレノールなどトリコテセン類を産生する。輸入穀類・種実類の増加に伴い，アフラトキシンB$_1$やパツリン，およびデオキシニバレノールについては規制値が設定されている。毒キノコによる急性食中毒も広義のマイコトキシン症といえる。

二次代謝産物
生命を維持するために直接関係しない代謝物質。

総アフラトキシン
総アフラトキシン（アフラトキシンB$_1$,B$_2$, G$_1$,G$_2$の総和）が10 μg/kgを超えて検出される食品は，食品衛生法（食品衛生法第6条第2号）で販売等が禁止される。

パツリン
りんご果汁（濃縮果汁含む）および原料用りんご果汁の成分規格として「パツリンの含有量が0.050 ppmを超えるものであってはならない」と設定されている。

（3）真菌アレルギー

　空中に大量に浮遊している真菌の胞子やその代謝物質がアレルゲン（allergen）となりアレルギー疾患を起こす。アスペルギルス属による気管支喘息，アレルギー性気管支肺真菌症，過敏性肺臓炎などがある。日本特有の疾患として知られる夏型過敏性肺臓炎は，主に担子菌型酵母トリコスポロン・アサヒ（*Trichosporon asahii*）によるもので，年間数百〜数千人がかかる。

4　真菌症の検査

　真菌症の検査法には，患部に侵入した菌を培養・同定，塗抹・病理検査によって証明する方法と，血清診断のように感染の根拠を示す方法がある。

（1）培地と培養法

　真菌の同定，診断には菌叢の性状，色，菌糸の状態，胞子形成過程の観察が必要である。クリプトコックス・ネオフォルマンスの莢膜の観察には墨汁染色が，直接菌糸や胞子の染色にはコットンブルー・ラクトフェノール染色が用いられる。

　通常の分離，培養用にはサブロー寒天（Sabouraud agar）培地，ポテトデキストロース寒天（Potato dextrose agar）培地が，カンジダ・アルビカンスの厚膜胞子形成用にコーンミール寒天培地，アスペルギルス属，ペニシリウム属の分離・同定用にツァペック・ドックス（Czapek-Dox）培地が用いられる。真菌の培養には次のような条件があげられる。①培養期間は 1 〜 2 週間，培養温度は20〜35℃。②真菌は有機物を栄養源としている。エネルギー源として糖（グルコース，スクロースなど）を，また窒素源としてアンモニアや硝酸塩を利用する。③大部分の真菌は好気性で酸素を必要とするが，酵母には通性嫌気性がある。④最適 pH は酸性側（pH 5 〜 6）にある。真菌は細菌に比べ低い pH や温度領域，低い水分活性（Aw 0.63〜 0.88），高糖の条件下で生育可能である。

（2）血清診断法(補助的診断方法)

　クリプトコックス症の診断で特異抗原であるグルクロノキシロマンナン抗原を検出（血清・髄液）する方法がある。また，侵襲性アスペルギルス症の診断ではガラクトマンナン抗原検出（血清）が用いられる。いずれも抗体価の上昇が診断の指標になる。

菌叢〔培養集落（colony）〕の特徴
・糸状菌：ビロード状・綿毛状・羊毛状の菌糸。
・酵母：湿性で光沢あり，細菌と類似。

抗細菌性抗生物質
真菌を分離する場合，細菌の増殖を抑制する物質を加える。クロラムフェニコール（50 μg/mL）が代表的。

COLUMN　ニューモシスチス肺炎

　免疫低下患者に発生するニューモシスチス肺炎は"カリニ肺炎"といわれ，*Pneumocyctis carinii* という原虫が原因とされていたが，18 S リボゾーム RNA 遺伝子塩基配列による系統解析の結果，真菌（子嚢菌門）に属することが証明され，国際植物命名規約に準拠してニューモシスチス・イロベチイ（*Pneumocystis jirovecii*）と命名された。免疫能の低下したエイズ（AIDS）患者に起こる日和見感染症の原因真菌である。細胞壁には真菌特有の β-D-グルカンを有するが，細胞膜に真菌特有のエルゴステロールは検出されず，また，アゾール系などの抗真菌薬は無効で，サルファ剤，トリメトプリムなどが有効であり，さらに，生活環にアメーバ一様のトロポゾイド（栄養型）と球形のシスト（嚢子）があるなど，普通の真菌とは異なる点も多く，謎の多い病原体である。

参考文献

＊眞山眞理：「真菌学総論」，新版 微生物と免疫（林　修編著）．pp. 53 − 61，建帛社，2014

第5章　原虫学総論

1　原虫の形態と分類

　原虫（protozoa）は単細胞の生物であり，細胞膜，原形質，核をはじめとする動物細胞としての細胞内小器官を備えた高度に分化した真核生物である。細胞質は運動，食物摂取，排出を行う外質と，細胞小器官による消化，代謝を行う内質をもつ。細菌や真菌とは異なり，細胞壁はない。

　原虫は形態と運動器官により根足虫類（amoebae），鞭毛虫類（flagellates），繊毛虫類（ciliates），胞子虫類（sporozoans）に分類される。形態は，球形，円錐形，紡錘形，三日月形など多様である。運動器官としてそれぞれ偽足または仮足（pseudopodia），鞭毛（flagella），波動膜（undulating membrane）およびキネトプラスト（kinetoplast），繊毛（cilia）などをもつ。胞子虫類は運動器官をもたないが，細胞に侵入するための頂端複合構造体（apical complex）をもつ。主な病原性原虫の形態と特徴を図Ⅱ-5-1と表Ⅱ-5-1に示す。

2　原虫の増殖

　無性生殖（agamogony）のみで増殖するものと，無性生殖と有性生殖〔gamogonyまたはガメトゴニー（gametogony）〕の両方を行うものがある。

原虫のミトコンドリア
アメーバ，ジアルジア，トリコモナスなどはミトコンドリアをもたない。これらの原虫は真核生物の共生体として存在したミトコンドリアが進化，寄生に適応する過程で脱落したと考えられている。

キネトプラスト
トリパノソーマは鞭毛の基部に袋状の構造をもち，そのなかの顆粒にDNA（ミトコンドリアの一部）が存在し，鞭毛の運動を行っている。

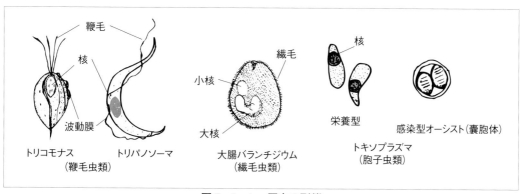

図Ⅱ-5-1　原虫の形態
（眞山眞理：新版 微生物と免疫（林　修編著）．p.62，建帛社，2014）

表Ⅱ-5-1　主な病原性原虫類とその特徴

分類	通称名（学名）	特徴	感染経路（疾患）
根足虫類	赤痢アメーバ （*Entamoeba histolytica*）	無性生殖：栄養型（2分裂，偽足），シスト	成熟シストの経口感染（アメーバ赤痢）
鞭毛虫類	腟トリコモナス （*Trichomonas vaginalis*）	無性生殖：栄養型（鞭毛・波動膜）	性行為感染（トリコモナス腟炎）
	ランブル鞭毛虫 （*Giardia intestinalis*）	無性生殖：栄養型（2分裂），シスト	成熟シストの経口感染（ジアルジア症）
	ガンビアトリパノソーマ （*Trypanosoma burcei gambiense*） ローデシアトリパノソーマ （*Trypanosoma burcei rhodesiense*）	無性生殖：栄養型（2分裂，鞭毛・波動膜）	ツェツェバエ媒介感染（アフリカ睡眠病）
	クルーズトリパノソーマ （*Trypanosoma cruzi*）		サシガメ媒介感染（シャーガス病）
	ドノバンリーシュマニア （*Leishmania donovani*）	無性生殖：栄養型（鞭毛，ヒト体内では無鞭毛）	サシチョウバエ媒介感染（内臓リーシュマニア症）
	熱帯リーシュマニア （*Leishmania tropica*）ほか		サシチョウバエ媒介感染（皮膚リーシュマニア症）
	ブラジルリーシュマニア （*Leishmania braziliense*）		サシチョウバエ媒介感染（皮膚粘膜リーシュマニア症）
繊毛虫類	大腸バランチジウム （*Balantidium coli*）	無性生殖：栄養型（2分裂，繊毛），シスト 有性生殖：接合型	シストの経口感染（下痢症）
胞子虫類	三日熱マラリア原虫 （*Plasmodium vivax*） 四日熱マラリア原虫 （*Plasmodium malariae*） 熱帯熱マラリア原虫 （*Plasmodium falciparum*） 卵型マラリア原虫 （*Plasmodium ovale*）	有性生殖（ハマダラカ体内）：生殖体，融合体，オーシスト，スポロゾイト 無性生殖（ヒト体内）：スポロゾイト（多数分裂），メロゾイト，栄養型，生殖母体	ハマダラカ媒介感染（マラリア）
	トキソプラズマ （*Toxoplasma gondii*）	有性生殖（ネコ体内）：生殖母体，生殖体，融合体，オーシスト 無性生殖（ヒト体内など）：栄養型〔タキゾイト（内部出芽），ブラディゾイド〕，シスト	シストまたはオーシストの経口感染（後天性トキソプラズマ症） タキゾイトの経胎盤感染（先天性トキソプラズマ症）
	小形クリプトスポリジウム （*Cryptosporidium parvum*）	有性生殖：生殖母体，生殖体，融合体，オーシスト，スポロゾイト 無性生殖：栄養型，メロゾイト	オーシストの経口感染（クリプトスポリジウム症）

（眞山眞理：新版 微生物と免疫（林　修編著）. p.63，建帛社，2014）

　無性生殖には2分裂，多数分裂，内部出芽などがあるが，2分裂による増殖が多い。有性生殖では減数分裂によって生じた雌雄の生殖体が融合してオーシスト〔嚢胞体（oocyst）〕をつくる。同型融合と異型融合がある。繊毛虫類には接合によるものもある。

　栄養型〔トロフォゾイト（trophozoite）〕は運動器官をもち，摂食，分裂・増殖するが，外部環境の変化により非運動性のシスト〔嚢子（cyst）〕を多数形成する。栄養型は胃液中で死滅するため感染しない。

3 主な病原原虫と生活環

（1）根足虫類

1）赤痢アメーバ（*Entamoeba histolytica*）　世界中に分布し，特に熱帯地域での感染報告が多い。エントアメーバ・ヒストリカ（*Entamoeba histrica*）がヒトに病原性を示し，1～数本の偽足による運動と栄養物の摂取を特徴とする。核，食胞，収縮胞をもつ。通常は2分裂で増殖するが，条件が悪化すると固い殻をかぶったシストを形成する。

　赤痢アメーバは消化管寄生病原性原虫として最も重要である。生活環には栄養型とシスト型がある（図Ⅱ-5-2）。食物や水とともに摂取されたシストは小腸で栄養型虫体（20～40μm）となり，大腸腔で増殖する。大腸壁に侵入後，粘膜下組織に潰瘍を形成し，下痢，粘血便の赤痢様症状を呈する。栄養型虫体は偽足により血液内の赤血球を捕食する。さらに大腸から肝，肺，脳に転移して潰瘍を形成する。栄養型虫体は，大腸で環境に抵抗性をもつシスト（12～20μm）を形成し，ふん便とともに排出される。その後，多核の成熟シストとなり，感染源となる。開発途上国では水系感染症であるが，先進国では輸入感染症，男性同性愛者間の性行為感染症（STD）として増加傾向にある。

性行為感染症（STD）
sexually transmitted
diseases の略。最近は
STI（sexually transmitted
infection）ともいわれる。

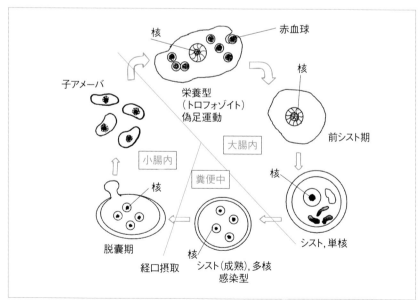

図Ⅱ-5-2　赤痢アメーバ（*Entamoeba histolytica*）の生活環
（眞山眞理：新版 微生物と免疫（林　修編著）．p.64, 建帛社, 2014）

（2）鞭毛虫類

1）膣トリコモナス（*Trichomonas vaginalis*）　栄養型虫体（12〜28 × 6〜18 μm）は4本の前鞭毛と虫体との間に波動膜を形成する1本の後鞭毛をもち，2分裂増殖する。シストは形成されない。性行為によって感染し，女性では膣炎を起こす。男性では前立腺，尿道に寄生するが，ほとんど無症状である。世界に広く分布して典型的な性行為感染症を起こす。

2）ランブル鞭毛虫（*Giardia intestinalis*）　ジアルジア症の病原原虫であり，成熟シスト（8〜12 × 6〜8 μm）が経口感染し，小腸で栄養型（12〜15 × 6〜8 μm）となる。栄養型は扁平な紡錘状で，4対8本の鞭毛で活発に運動する。左右の半円形の吸着円盤で小腸上部や胆道の粘膜に吸着して増殖する。組織侵入性はない。主な症状は下痢で，吸収障害を伴う脂肪性の下痢，胆嚢炎，肝機能障害を示すこともある。

3）ガンビアトリパノソーマ（*Trypanosoma burcei gambiense*），ローデシアトリパノソーマ（*T. burcei rhodesiense*）　熱帯性の血液・組織寄生性鞭毛虫としてアフリカに分布しており，栄養型虫体は1本の鞭毛と波動膜をもつ。吸血性昆虫のツェツェバエ内で発育後感染可能となり，吸血時に唾液（だえき）とともに侵入し，血液，組織液で無性的に分裂・増殖する。中枢神経系に侵入すると髄膜炎を起こす。嗜眠（しみん），運動障害などから昏睡状態になり死亡するので，アフリカ睡眠病（アフリカトリパノソーマ症）といわれる。

4）リーシュマニア（*Leishmania*）属　熱帯・亜熱帯地域の哺乳動物にみられる組織内寄生原虫で，1本の鞭毛と波動膜をもつ。小型の吸血昆虫（サシチョウバエ）が鞭毛期にある原虫を媒介する。感染後は無鞭毛となって造血臓器やマクロファージ内に寄生して増殖するので，細胞性免疫の欠損を起こす。

　病型はリーシュマニアの種（表Ⅱ-5-1）によって異なり，内臓リーシュマニア症では，肝臓，脾臓，小腸粘膜，骨髄に寄生し，致死率は70〜90％に達する。皮膚リーシュマニア症における寄生部位は皮膚組織の貪食細胞で，内臓が侵されることはない。皮膚粘膜リーシュマニア症では，皮膚に加えて鼻・口腔粘膜が侵され，鼻中隔や口唇が欠損することがある。

（3）繊毛虫類

1）大腸バランチジウム（*Balantidium coli*）　繊毛虫のなかでヒトに感染性のある唯一の大型原虫である。主にブタやサルに寄生するが，形成されたシストによってヒトに経口感染する場合がある。大腸内で栄養型となって増殖し，アメーバ赤痢様症状を呈する。この原虫は2個体の接合による有性生殖を行う。

シャーガス病
トリパノソーマ感染症には，アフリカ睡眠病のほかに中南米でみられるシャーガス病がある。クルーズトリパノソーマ（*Trypanosoma cruzi*）が原因で，吸血昆虫であるサシガメが媒介する。

リーシュマニア症の発生地域
①内臓リーシュマニア症（風土病名：カラアザール）はインド，中国，アフリカ，南欧，中南米など。
②皮膚リーシュマニア症（風土病名：東洋瘤腫）は中近東，インド，アフリカなど。
③皮膚粘膜リーシュマニア症は，中南米，特にアマゾン地域で発生している。
　発生地域によってリーシュマニア，サシチョウバエ，宿主（哺乳類）の種が異なる。

（4）胞子虫類

1）マラリア原虫（*Plasmodium* 属）

血液・組織寄生性原虫で，熱帯熱（*Plasmodium falciparum*），三日熱（*P. vivax*），四日熱（*P. malariae*），卵型（*P. ovale*）の4種があり，すべてハマダラカによって媒介される。最終宿主のカの体内で有性生殖を行い，脊椎動物の肝臓や赤血球内では多数分裂による無性生殖を行う複雑な生活環をもつ（図Ⅱ-5-3）。ヒトでは，①感染ハマダラカの吸血時に唾液腺中のスポロゾイト（sporozoite）が注入され，血流とともに肝臓に侵入する。②スポロゾイト（5 μm）は肝細胞内で無性的に分裂・増殖して多数のメロゾイト（merozoite）を形成し，肝細胞を破り血流中へ移行する。③血流中のメロゾイトは赤血球に侵入して一定周期の無性生殖を繰り返す。赤血球内原虫（赤内型）は栄養型，ついでメロゾイトとなり48時間ごと（三日熱，卵型，熱帯熱）あるいは72時間ごと（四日熱）に赤血球を破壊する。放出されたメロゾイトは新たな赤血球に侵入を繰り返す。一部の赤内型原虫は生殖母体（gametocyte）に変化し，さらに雄性生殖母体（microgametocytes）と雌性生殖母体（macrogametocytes）に分化する。④吸血により患者から取り込まれた雌雄生殖母体がカの腸管内で有性生殖（融合）を行い，腸上皮細胞基底膜にオーシストを形成する。さらに内部に多数のスポロゾイトを形成し，唾液腺内に蓄積する。

マラリアの流行地域と発症者（2017年）

推定患者数は2億1,900万人であり，死亡者推定は43万5,000人であった。推定患者数の98%はWHOアフリカ地域が92%，WHO東南アジア地域（5%），WHO東地中海地域（2%）となっている（2018年世界マラリア報告書，WHO）。

胞子虫類の生活環

3つの時期に区分できる。
①メロゴニー（merogony）：無性生殖期，メロゾイド形成。
②ガメトゴニー（gametogony）：雌雄の生殖母体が分化する有性生殖期，生殖母体は生殖体あるいは配偶体形成。
③スポロゴニー（sporogony）：配偶体が融合して形成されるオーシスト内に無性的にスポロゾイトを生じる。

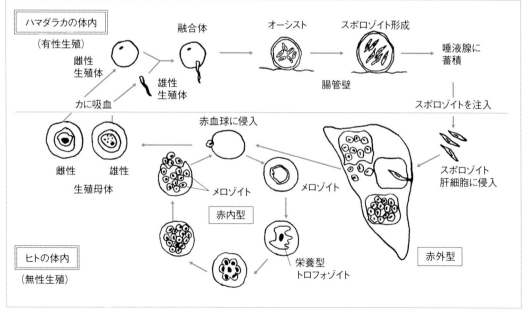

図Ⅱ-5-3　マラリア原虫の生活環

（Pelczar, MJ., Chan, ECS., Krieg, NR. : Microbiology, Concepts and Applications. p. 732, McGraw-Hill, Inc. 1993を参考に作成）

（眞山眞理：新版 微生物と免疫（林　修編著）．p.66，建帛社，2014）

2 ）トキソプラズマ（*Toxoplasma gondii*）　トキソプラズマは，最終宿主のネコおよびネコ科の動物体内で有性生殖を行い，中間宿主のヒトおよび他の哺乳動物の体内で無性生殖を行う。半月状の栄養型（ 4 〜 7 × 2 〜 3 μm），シストおよびオーシストが形成される。ヒトへの感染はネコのふん便中，あるいはふん便に汚染された土に存在するオーシストや加熱不十分なブタ肉中のシストの経口摂取によるか，初感染妊婦における経胎盤感染（先天性トキソプラズマ症）である。トキソプラズマの生活環は，①ネコの腸管上皮細胞内で分裂の早いタキゾイト（tachyzoite, 急増虫体）がつくられ増殖を繰り返すとともに，雌雄生殖体の形成と受精によってオーシストが形成され，ふん便とともに排泄される。②オーシスト（12×10 μm）は，消化管で脱嚢し，腸管以外の組織に侵入，増殖する。その後血流，リンパを通して全身臓器に広がり組織内で増殖する。 2 種類の栄養型がみられ，分裂の遅い増殖を繰り返すブラディゾイト（bradyzoite, 緩増虫体）と，増殖が早く次々と細胞を破壊する病原性の強いタキゾイトである。

　　50%以上の成人が感染を経験しているが，大部分は不顕性感染である。

3 ）小形クリプトスポリジウム（*Cryptosporidium parvum*）　クリプトスポリジウム属は哺乳類，鳥類，は虫類などの脊椎動物の消化管に寄生する原虫で，ヒトに感染するのは小形クリプトスポリジウムである。ふん便中のオーシスト（直径 5 μm）で汚染された飲料水や生野菜を経口摂取すると，オーシストから放出されたスポロゾイトが小腸の微絨毛内で栄養型に成長し，分裂後メロゾイトとなる。有性生殖により新たなオーシストを形成し，ふん便中に排出される。オーシストは塩素抵抗性が強く，水道水やプールの消毒に用いられる塩素濃度では死滅しないため，水道水の汚染による集団感染が起こる。感染しても無症状のことが多いが，AIDS などの免疫不全者では重篤な症状を示す。

COLUMN　顧みられない熱帯病（NTDs）

　熱帯感染症の多くは患者の大部分が熱帯地域,貧困層を中心に蔓延していることから対策が進まず, "顧みられない熱帯病（NTDs：Neglected Tropical Diseases）"と呼ばれている。世界保健機関が NTDs としてあげている20の疾患のうち，12疾患〔シャーガス病，睡眠病，リーシュマニア症，有鉤嚢尾虫症，メジナ虫症（ギニア虫症），エキノコックス症（包虫症），食物媒介吸虫類感染症，リンパ系フィラリア症（象皮病），オンコセルカ症（河盲症），住血吸虫症（ビルハルツ住血吸虫），土壌伝播寄生虫症（腸内寄生虫），疥癬症や他の外部寄生虫感染症〕は寄生虫によるものである。

不顕性感染
病原体に感染しているが，臨床症状がほとんど認められない。

クリプトスポリジウムの集団感染例
水系汚染による集団感染が，神奈川県で約500人（1994）埼玉県で 約9,000人（1996）報告されている。

COLUMN　マラリアと鎌状赤血球貧血症

　鎌状赤血球貧血症は遺伝性の貧血病で，アフリカに多い。遺伝子型がホモ接合体の患者は重篤な溶血性貧血により10歳以下で死亡する場合があるが，ヘテロ接合体では低酸素状態でのみ鎌状となるので，生きることができる。アフリカのある地域では，ヘテロ接合体のヒトは伝染性の強いマラリアに耐性であることが知られている。原虫の侵入により低酸素状態になった赤血球が鎌状になると，脾臓がこの鎌状赤血球を壊してしまう。その結果原虫は赤血球内で増殖できず，マラリアの発症が抑えられる。遺伝子病が，マラリア蔓延地域の生存確率を高めている。鎌状赤血球は正常ヘモグロビンのβ鎖の1アミノ酸の変異（グルタミン酸からバリン，すなわち1塩基のAからTへの置換）に基づく。

参考文献

＊眞山眞理：「原虫学総論」，新版 微生物と免疫（林　修編著）．pp. 62-67，建帛社，2014

＊World Health Organization, Neglected tropical diseases, https://www.who.int/neglected_diseases/diseases/en/

第6章 生活に身近な微生物

1 腸内フローラ（腸内細菌叢）

　ヒトにおいて，皮膚，口腔内，消化管，呼吸器，生殖器など外界と接する組織には多様な細菌が常在している。常在細菌の約9割を占める腸内細菌は，数にして約100兆個，種類にして約1,000種，重さにして1～2kgであり，それぞれの細菌が無秩序に存在するのではなく，テリトリーを保ちながら集団を形成している。こうしてさまざまな細菌集団が腸内に張りついている状態を，植物の群生している様子になぞらえ腸内フローラ（フローラ＝植物相），あるいは腸内細菌叢（叢＝草むら）と呼ぶ。腸内フローラは，免疫系の制御にも密接に関与しており，宿主であるヒトの健康にとって有利にも不利にも働いている。

1）腸内フローラのバランス　　腸内フローラを構成している代表的な細菌は，その働きによって善玉菌（有用菌），悪玉菌（腐敗菌），日和見菌の3つに大別できる。腸内フローラは食事・生活習慣・年齢・人種などによって異なるが，健康な場合，善玉菌と悪玉菌と日和見菌の比率はほぼ一定に保たれている。腸内フローラのバランスが崩れると，身体の不調などの悪影響につながることから，良好なバランスを保つことが重要である。腸内フローラのバランスを規定する因子は，①細菌側の性質，②腸管側の要因，③外的要因があげられる。

① 細菌側の性質：細菌の増殖速度，腸管への付着性，生存に必要とする栄養素（栄養要求性）・酸素濃度（酸素要求性）の違い，細菌がつくり出す抗菌物質などがさまざまな細菌の腸管における生存に関与する。

② 腸管側の要因：胃酸・胆汁酸・各種消化酵素の分泌，消化管の内容物の移動速度を決定する腸管の蠕動運動などが細菌の生存に影響を与える。

③ 外的要因：抗生物質の服用は細菌感染症に有効であるが，抗生物質は病原細菌のみならずさまざまな腸内細菌にも抗菌効果を示すため，腸内フローラのバランスに顕著な影響を与える。また，ストレスや食生活の乱れも腸内フローラのバランスに影響を与える。

日和見菌
腸内細菌の約7割を占める日和見菌は，通常は善玉菌とも悪玉菌ともいえない常在菌だが，腸内の善玉菌が優勢なときはよい働きを，悪玉菌が優勢なときは悪い働きをする。

2　プロバイオティクス, プレバイオティクス, シンバイオティクス

　腸内フローラのバランスには, プロバイオティクスとプレバイオティクス, さらにそれらを組み合わせたシンバイオティクスが重要であり, これらの考え方は時代に応じて少しずつ変化している。

1 ）プロバイオティクス　　プロバイオティクス（probiotics）は, 1989年, イギリスの微生物学者であるフラー（R. Fuller）によって「腸内フローラのバランスを改善することにより人に有益な作用をもたらす生きた微生物」と定義された。元々は細菌を殺すアンチバイオティクス（抗生物質；antibiotics）に対して, 共生を意味するプロバイオシス（probiosis）を語源として生まれた概念である。乳酸菌やビフィズス菌に代表されるプロバイオティクスの摂取は, 腸内フローラのバランスを整えることにより, 病気を未然に抑えることができると考えられている（表Ⅱ-6-1）。

2 ）プレバイオティクス　　プレバイオティクス（prebiotics）は, 1994年に微生物学者であるギブソン（G. R. Gibson, イギリス）とロバーフロイド（M. B. Roberfroid, ベルギー）らにより提唱された概念で, 翌年（1995年）「腸内の特定の細菌の増殖や活性を変化させることで, 宿主の健康を改善する難消化性の食品成分」と定義された。現在までに, 食物繊維類やオリゴ糖類などがプレバイオティクスとして認められている。プレバイオティクスの摂取は, 乳酸菌やビフィズス菌の増殖作用, 整腸作用, ミネラル吸収促進作用, 炎症性腸疾患の予防・改善作用などが期待できると考えられている。

3 ）シンバイオティクス　　シンバイオティクス（synbiotics）は, プロバイオティクスとプレバイオティクスを組み合わせたもので, プレバイオティクスと同じくギブソンとロバーフロイドらにより, 1995年に提唱された。プロバイオティクスとプレバイオティクスを同時に摂取することにより, より効果的に腸内フローラのバランスを整え, 健康の増進につながると考えられている。臨床の現場においても, シンバイオティクスを用いた治療法の有用性を確かめるいくつかの検討が行われている。

3　微生物を利用した食品

　食材を微生物などの作用（タンパク質や糖分の分解など）によって発酵させることで加工したものを, 発酵食品という。日本の伝統的な発酵食品として, 味噌, 醤油, 清酒, 納豆, かつお節があり, また食生活が多様化した現在ではパンやヨーグルトも食卓にあがることが多くなっている。発酵食品は食生活を豊かにするうえで欠かせない存在であるとともに, 嗜好性や栄養面で優れた食

発酵
微生物がエネルギーを得るために有機物を分解する過程をさす。ヒトの観点から経験的に, 分解する過程で生成されるものがヒトにとって有益な場合は発酵, 有益でない場合は腐敗と呼ばれている。

表Ⅱ-6-1　プロバイオティクスに使われる主な細菌

細　菌	菌　種	学　名	期待される効果（動物実験のデータを含む）
乳酸菌	L-92	*Lactobacillus acidophilus* L-92	抗アレルギー作用，免疫賦活効果
	CP1563	*L. amylovorus* CP1563	脂質代謝改善効果
	ラブレ菌	*L. brevis* KB290	整腸作用，免疫賦活効果，抗アレルギー作用，コレステロール低下作用
	シロタ株	*L. casei* YIT 9029	整腸作用，抗アレルギー作用
	R-1	*L. delbrueckii* subsp. *bulgaricus* OLL1073R-1	整腸作用，免疫賦活効果
	TUA4408L	*L. delbrueckii* subsp. *delbrueckii* TUA4404L	整腸作用，コレステロール低下作用，肝臓の脂質蓄積低減効果
	CP2305	*L. gasseri* CP2305	整腸作用，睡眠改善効果
	LG21	*L. gasseri* OLL2716	胃腸機能改善作用，抗ピロリ菌効果
	PA-3	*L. gasseri* PA-3	プリン体吸収ならび尿酸値低減効果
	ガセリ菌SP	*L. gasseri* SBT2055	免疫賦活効果，内臓脂肪低減効果
	KW	*L. paracasei* KW3110	免疫賦活効果，抗アレルギー作用
	HK L-137	*L. plantarum* L-137	免疫賦活効果，歯周病改善効果
	ロイテリ菌	*L. reuteri*	口腔環境改善作用，抗アレルギー作用，抗ピロリ菌効果
	クレモリスFC	*Lactoccocus lactis* subsp. *cremoris* FC	整腸作用，抗アレルギー作用，免疫賦活効果，中性脂肪低減効果，血糖値の上昇抑制
	R037	*Pediococcus acidilactici* R037	中性脂肪低減効果，コレステロール低下作用
	OS株	*P. pentosaceus* OS	整腸作用，抗アレルギー作用
	MN45	*Tetragenococcus halophilus* MN45	抗アレルギー作用
ビフィズス菌	ビフィズス菌Bifix	*Bifidobacterium animalis* subsp. *lactis* GCL2505	整腸作用
	BE80	*B. lactis* CNCM I-2494	整腸作用，腸管バリア機能亢進，免疫賦活効果
	BB536	*B. longum* BB536	整腸作用，抗アレルギー作用，免疫賦活効果，潰瘍性大腸炎の改善，コレステロール低下作用
	ビフィズス菌SP	*B.longum* SBT2928	整腸作用，免疫賦活効果
納豆菌	バチルス・サブチリス・ナットー	*Bacillus subtilis* var. *natto*	整腸作用，抗菌効果，骨折予防効果，血栓症予防効果，血糖値の上昇抑制

品である。

（1）味噌・醤油

　一汁三菜（一汁「汁物」と三菜「おかず3品」）が基本である日本型の食事において，発酵食品である味噌や醤油は，素材の味を引き出す調味料として長い間使われてきた。

1）味　噌　味噌は，加熱処理した米や麦に麹菌（*Aspergillus oryzae* など）を生育させてつくった「麹」に食塩を加えた「塩切麹」と，加熱変性処理した大豆を混合して仕込む。米麹を加えてつくる味噌は米味噌，麦麹を加えてつくる味噌は麦味噌，すべての大豆を麹にしてつくる味噌を豆味噌という。大豆に含まれるタンパク質は麹菌がつくり出すタンパク質分解酵素（プロテアーゼ）

によって分解され，ペプチドやアミノ酸になりうま味のもとになる。また，米や麦に含まれるデンプンは麹菌がつくり出すデンプン分解酵素（アミラーゼ）によって糖になり（糖化），甘みのもとになる。さらに，仕込みの段階で加えられた耐塩性の酵母（*Zygosaccharomyces rouxii*）によって，糖がエタノールと二酸化炭素に分解され（アルコール発酵），味噌の風味に加わる。また，耐塩性の乳酸菌（*Tetragenococcus halophilus*）の働きにより生成される乳酸は，味噌を雑菌が生育しにくい酸性側に傾かせる。味噌を仕込んで数か月の間に，原料の分解物であるアミノ酸と糖がメイラード反応を起こして，味噌が褐色に変化する。

２）醤 油　　醤油は，加熱処理した大豆と小麦に麹菌（*Aspergillus oryzae, A. sojae* など）を生育させた麹と，食塩水を混合してもろみとし，２種の耐塩性酵母（主発酵酵母；*Zygosaccharomyces rouxii*，後熟酵母；*Candida versatilis, C. etchellsii*）を加えて数か月発酵させてつくられる。大豆と小麦に含まれるタンパク質は麹菌がつくり出すプロテアーゼによって分解され，ペプチドやアミノ酸になりうま味のもとになる。また，小麦に含まれるデンプンは麹菌がつくり出すアミラーゼによって糖化され，甘みのもとになる。さらに，酵母が生成するエタノールや，乳酸菌が生成する乳酸，さらにはメイラード反応が起き，醤油の特有の風味が形成される。その後，もろみを搾って得られた液体から，火入れやろ過により微生物が除去されて醤油となる。

（2）アルコール飲料

アルコール飲料は，古くから世界中の人々に愛飲されている。アルコール飲料の多くは，穀物や果実の糖分を用いて酵母（*Saccharomyces cerevisiae*）がアルコール発酵を行うことによりつくられる。清酒とワインとビールの醸造は，それぞれ異なる発酵形式が用いられる。

１）清 酒　　清酒は，加熱処理した米に麹菌（*Aspergillus oryzae*）を育成させ，麹菌のアミラーゼが米のデンプンを糖化したのち，酵母によってアルコール発酵させてつくられる。ただし実際に清酒ができる過程では，糖化とアルコール発酵が同時進行する「並行複発酵」が起こり，つくられる。

２）ワイン　　ワインは，ぶどう果汁に含まれる主要な糖分であるグルコースとフルクトースが酵母によってアルコール発酵されてつくられる。ワインができる過程では，原料のぶどうに含まれる糖分がそのまま酵母によってアルコール発酵される「単発酵」が起こる。

３）ビール　　ビールは，主に大麦を発芽させた麦芽（大麦のデンプンが自身のアミラーゼによって糖化している）を，酵母によってアルコール発酵させてつくられる。ビールができる過程では，糖化とアルコール発酵を別々に行う「単行複発酵」が行われる。

アミラーゼ
1883年に，ペイアン（A. Payen）とペルソー（J. Persoz）は発芽大麦抽出液に含まれる酵素がデンプン（ラテン語で amylum）を分解することを見出し，その後アミラーゼと名づけられた。

糖化
糖化とは，グルコースが重合した多糖類であるデンプンなどを加水分解し，グルコースなどにする化学反応のことである。

メイラード反応
アミノ酸のアミノ基と糖のカルボニル基の反応なので，アミノ・カルボニル反応ともいう。メイラード反応により生成される褐色物質を総称してメラノイジンと呼ぶ。また，メイラード反応によって生成される物質はメラノイジンだけでなく，香気成分もあり，香りに寄与する。

Zygosaccharomyces rouxii
醤油製造における主発酵酵母。グルコースからエタノールとグリセロールを生成すると同時に多種の香味成分を産生する。

Candida versatilis
後熟期まで活動する後熟酵母。小麦のリグニン配糖体由来のフェノール化合物から４-エチルグアイアコールなどの香味成分を生成する。

（3）納　豆

納豆菌（枯草菌）
内生胞子は耐熱性で死
滅しない。

　納豆は，加熱処理した大豆に納豆菌（*Bacillus subtilis* var. *natto*）を接種し，40℃前後で16〜24時間発酵させたのちに冷却し，発酵を止めることによりつくられる。大豆のタンパク質を分解するプロテアーゼの効果が高い納豆菌を用いると，納豆に含まれるアミノ酸が増えて，うま味が増す。また，納豆の粘りの主成分は，納豆菌が大豆のタンパク質を分解してできたポリグルタミン酸（アミノ酸の一種，グルタミン酸が鎖のように長く連なったもの）と，それを安定化させるフラクタン（糖の一種）からなり，粘りが強いほど納豆の品質が良いといわれている。

（4）かつお節

　日本人の食生活に欠かせないかつお節は，和食に重要な出汁の素材でもある。かつお節は，その製法工程の違いで荒節，枯節，本枯節となる。かつおの肉を煮たのちに燻しながら乾燥させたものが荒節となり，市場に出ている80％以上が荒節のかつお節である。その後，荒節の表面にカビ付け（麹菌類：*Aspergillus glaucus, A. repens, Eurotium herbariorum* など）し，さらに天日干しして枯節となる。カビを落として，再度カビ付けする作業を約3〜4回以上繰り返し，熟成させたものが本枯節と呼ばれる。カビ付けに使われるカビは，乾燥に強く，タンパク質分解力は弱い。一方，これらのカビはかつおに豊富に含まれる脂肪を脂質分解酵素（リパーゼ）によって分解し，悪臭の除去や香りの付与に関与する。

カビ
カビは糸状菌の俗称
で，キノコ，酵母とと
もに真菌類に属する。
麹菌は，発酵食品をつ
くるうえで重要なカビ
（糸状菌）の一種であ
る。

Aspergillus glaucus
Eurotium の無性世代
名。

（5）パ　ン

　現代社会において，パンは世界各地の食卓に欠かせない食べ物になっている。小麦粉などの穀粉に酵母（*Saccharomyces cerevisiae*），食塩，砂糖，水などを加えてパン生地をつくる。このとき，生地に加えられた糖分は酵母によってエタノールと二酸化炭素に分解され（アルコール発酵），二酸化炭素がパン生地を膨らませる。その後，パン生地を成形してふっくらと焼き上げる。

（6）ヨーグルト

　ヨーグルトは発酵乳の一種であり，数千年前から世界各地にさまざまなタイプのものが存在する。加熱殺菌した牛乳などの原料乳に乳酸菌（*Lactobacillus bulgaricus, Streptococcus thermophilus* など）を加えて発酵させてつくられる。乳酸菌は，原料乳中の糖分を分解して乳酸をつくり（乳酸発酵），この乳酸の生成によって酸性側に傾くと，原料乳に含まれるタンパク質（カゼイン）が固まり，独特の滑らかな舌触りが生まれる。また，乳酸菌はアセトアルデヒドな

どの香り成分を産生し，ヨーグルト特有の匂いが加わる。今日ではヨーグルトの製造方法は，原料をタンクで発酵させ容器に充填する「前発酵型」と，原料を容器に充填した後に発酵させる「後発酵型」がある。

4　カビの害

　カビとは，糸状の構造を有する糸状菌の一群をさす俗語であり，キノコ，酵母とともに真菌類に分類される生物をさす。麹菌などのカビ（糸状菌）は，発酵食品をつくるうえで欠かせない。一方で，一部のカビは食品を腐らせたり，ヒトを含む動植物に病気を引き起こすことがある。

（1）カビが引き起こす病気

　世界中で，カビは古くから頭から足先までさまざまな部位に被害を及ぼしてきた。カビと病気の関係は感染経路によって異なり，接触することで皮膚病，食品からの摂取で中毒や癌，空気中からの吸入で喘息（ぜんそく）やカビ性肺炎，アレルギーなどが引き起こされる。また，健康であれば感染しないが，抵抗力が弱くなったときに感染しやすいのが日和見感染症である。

1）皮膚病　　白癬菌（はくせん）は，皮膚の角質層や爪・毛髪に含まれるケラチンと呼ばれるタンパク質を栄養源として増殖する。感染する部位によって病名が異なり，足白癬（水虫），爪白癬（爪水虫），頭部白癬（しらくも），体部白癬（たむし）などがある。特に，日本人の4～5人に1人が感染しているとの報告がある水虫は，自然治癒が難しく，治療による根治には時間がかかる。

2）カビ中毒・癌　　カビが産生する物質のうち，ヒトや動物に被害をもたらす有毒なものをカビ毒（マイコトキシン：mycotoxin）という。カビ毒の一種，アフラトキシン（aflatoxin）はアスペルギルス（*Aspergillus*）属菌の一部で産生され，穀類，ナッツ類などから検出されることがある。アフラトキシンは強い発癌性を有しており，長期にわたって摂取すると肝臓癌になる可能性が高くなる。特に，輸入品からのアフラトキシンの検出が度々問題となることから，汚染状況を常に監視し，汚染された食品を流通させないことが重要である。

3）アレルギー　　アレルギーとは，本来私たちの体を守るために備わっている免疫の機能が過剰に反応してしまう状態であり，原因物質が体内に侵入することにより引き起こされる。身近なアレルギー性疾患として知られる花粉症は，スギやヒノキなどの花粉が原因となり鼻炎を引き起こす。また，近年ハウスダストもアレルギーを引き起こすことがわかっており，ヒトやペットの皮膚（フケなど），繊維，昆虫の死骸やふん，ダニなどとともに，カビもその原因になる。

4）日和見真菌感染症　　日和見真菌感染症は，健康なヒトが感染しないような病原体に，抵抗力が弱くなったときに感染して引き起こされる。アスペルギ

真菌
真菌とはカビ（糸状菌），キノコ，酵母の総称であり，細胞内にミトコンドリア等の細胞小器官を有するが，葉緑体をもたず，従属栄養によって生育する真核生物である。

アフラトキシン
当初，*Aspergillus flavus* が産生するカビ毒なので Aflatoxin と命名された。

ルス症は，アスペルギルス属菌の胞子の吸入と体内での増殖で引き起こされる疾病の総称で，日和見真菌感染症の一種である。アスペルギルス属菌は，環境中に広く存在し，健康なヒトは感染しない。日和見真菌感染症は，病原性が強いカビによる病気と区別されている。

（2）食品のカビ

食品に発生するカビは，食品成分そのものが栄養となるため，カビが増殖すればするほど食品は劣化する。実際に，みかんやパン，餅をはじめとするさまざまな食品は，時間が経つとカビが生えて腐敗する。食品のカビで多いのは，アオカビ［ペニシリウム（*Penicillium*）属］，コウジカビ（アスペルギルス属），クロカビ［クラドスポリウム（*Cladosporium*）属］，クモノスカビ［リゾプス（*Rhizopus*）属］などである。食品のカビが産生するカビ毒は，熱に強いものも多く，加熱調理で完全に分解されないため，カビの生えた食品を食べることは危険である。

（3）住環境のカビ

住居内において，カビは湿度が高いところ，あるいは結露しやすいところに増殖しやすく，条件が整えば，木，紙，皮革，金属，プラスチックなどあらゆる場所でみられる。特に，家の骨格である木材，さらには木製のフローリングや家具などにもカビが生えると，建物への被害だけでなく，健康被害にもつながる。住宅においてカビの被害を防ぐには，こまめに掃除をすることに加えて，湿度や結露の管理が重要である。

（4）カビ予防法

高温多湿の日本は，カビにとって増殖しやすい環境といえる。温度や水分・湿度に加えて，栄養や空気・酸素などの条件がカビの増殖に影響を与えている。私たちの生活をカビの被害から守るには，カビの生えやすい条件を断つことが必要である。

1）温　度　多くのカビが最も繁殖しやすい温度は20〜30℃で，ヒトの体温あたりでは増殖が抑制され，それ以上になると死滅する。一方，低温では4〜10℃の冷蔵庫内温度域で増殖の速度が遅くなるが，緩慢に増殖する。さらに，冷凍してもカビは休眠していて死滅しない。これらのことから，カビを死滅させるのに有効な手段は加熱である。

2）水分・湿度　他の生物と同様に，水分はカビの増殖に必須である。食品に含まれている水分は，糖分や塩分，タンパク質などと結合して存在する「結合水」と，自由に食品に出入りできる「自由水」があり，カビが繁殖に利用できるのは自由水だけである。したがって，食品に糖分や塩分を添加して，結合

アオカビ
アオカビといっても，外観は青色，黄色，緑色，オレンジ色，紫色，白色などのものまである。ブルーチーズや，カマンベールなどの白カビチーズの製造過程で使用されるのも，数種のアオカビである。これらのチーズには有害な成分が含まれておらず，一部のカビアレルギーの人を除いて問題なく食べることができる。

水の割合を高くすることは，カビの増殖の抑制につながる。また，大気中の湿度もカビの増殖に大きく影響する。湿度が60 % 以下ではカビの増殖が抑えられ，80 % を超えると増殖し，90 % 以上で急激に増殖する。これらのことから，水分と湿度を低く抑えることが，カビの予防につながる。

3 ）栄　養　　カビは，ほとんどの有機物を栄養源にして増殖することができる。食品だけでなく，繊維，接着剤，洗剤，塗料，ヒトの垢<small>あか</small>などさまざまな物質に付着して繁殖する。したがって，カビの予防には，こまめに掃除をして栄養源を取り除くことが大切である。

4 ）空気・酸素　　酵母など嫌気性のカビを除くほとんどのカビの増殖には，空気中に含まれる酸素が必要である。そのため，空気を遮断することが多くのカビの増殖抑制につながる。

有機物
炭素を含む化合物で，一酸化炭素や二酸化炭素のような単純な構造の化合物を除いたものをさす。

嫌気性
嫌気性生物とは，酸素のない環境で生存できる生物をさす。

参考文献

＊藤井建夫編：食品微生物学の基礎，講談社サイエンティフィク，2013

＊小林秀光，白石淳編：微生物学　第 3 版，化学同人，2012

＊安藤朗編：腸内細菌と臨床医学．医学のあゆみ，医歯薬出版，2018

＊光岡知足編：プロバイオティクス・プレバイオティクス・バイオジェニックス，日本ビフィズス菌センター，2006

＊小熊哲哉：醤油と味噌の微生物．モダンメディア，栄研化学，2015

＊木村啓太郎：納豆と微生物．モダンメディア，栄研化学，2015

＊佐藤和夫：日本酒と微生物．モダンメディア，栄研化学，2015

＊藤本章人：パンと微生物．モダンメディア，栄研化学，2017

第7章　感染—発症と予防

1　感染と発病

　微生物が侵入してから治癒に至るまでの感染の経過を図Ⅱ-7-1に示す。微生物が体内に侵入したのち，特定の部位に定着し増殖した結果，宿主（ヒト）に何らかの悪影響を及ぼした場合を感染（infection）という。

（1）微生物の侵入，定着と増殖

　微生物は，皮膚の創傷や節足動物の刺口から体内に侵入して増殖するか，あるいは腸管や気道などを経て親和性のある臓器や器官に定着し，そこで増殖する。微生物の種類によっては，さらにリンパ管を経て血流中に入り，他の臓器・器官に達して，増殖する場合もある。微生物によって侵入してから感染部位に達するまでの経路が異なるため，潜伏期は感染症の種類によって異なっている。

（2）顕性感染，不顕性感染および潜伏感染

　微生物の増殖の結果生じた悪影響が発熱などの症状となってあらわれた場合を顕性感染（apparent infection）といい，症状のない場合を不顕性感染（inapparent infection）という。感染ののち，免疫などの宿主の回復力が微生物の増殖を抑えれば治癒に向かい，反対の場合は死に至る。回復後に獲得免疫を維持できるか否かは，主に微生物の種類によって異なる。

　一方，ある種のウイルス（単純ヘルペスウイルスなど）は，感染後に体内に生存し続けることがある。これを潜伏感染（latent infection）と呼ぶ。潜伏感染した微生物は，宿主の抵抗力が減弱した際に再び増殖して，症状を呈する場

菌血症とウイルス血症
血流中に細菌やウイルスが存在している状態を菌血症あるいはウイルス血症という。また，特に激しい全身症状を伴う菌血症を敗血症という。

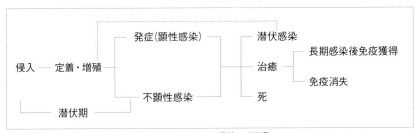

図Ⅱ-7-1　感染の経過

合がある。

2 感染における宿主と微生物の相互関係

　微生物には，健康な人にも病気を起こす病原微生物もあれば，またヒトの体内や身近な環境に常在して，通常は無害なままで共存している非病原性微生物もある。感染はヒトの感染防御能よりも微生物の病原力（virulence）が上まわるときに起こる。たとえば，感染防御能が著しく減弱している場合には，非病原性微生物による感染も生ずる。これを日和見感染（opportunistic infection）という。すなわち，感染が生ずるか否かは，宿主の感染防御能と微生物の病原力との相互関係〔宿主−寄生体関係（host-parasite relationships）〕に依存している（図Ⅱ-7-2）。

（1）宿主の感染防御能

　感染防御能は，非特異的防御能と特異的防御能に大別される（表Ⅱ-7-1）。非特異的免疫とはどのような微生物に対しても等しく働く作用で，微生物の侵入門戸における物理的障壁や常在微生物叢による生物学的排除，および自然免疫があげられる。一方，特異的防御機構とは感染ののち，再び同じ微生物に感

院内感染
病院内にて発生した感染を院内感染という。入院患者はさまざまな基礎疾患をもち，感染防御能が減弱している場合が多い。したがって院内感染の多くは日和見感染である。

表Ⅱ-7-1　主な感染防御機構

分類		作用
非特異的防御		侵入門戸における物理的障壁
		常在微生物叢による生物学的排除
	自然免疫	抗菌ペプチド，リゾチーム，ラクトフェリン，デフェンシンの分泌 補体による細菌のオプソニン化と溶菌 マクロファージや好中球による細菌の貪食殺菌 樹状細胞によるT細胞への異物の情報伝達 インターフェロンαとβによる宿主細胞のウイルス抵抗性の獲得 NK細胞によるウイルス感染細胞の傷害
特異的防御	獲得免疫	抗体による細菌毒素の中和 抗体による細菌のオプソニン化 Th1細胞によるマクロファージの活性化 抗体によるウイルスの宿主細胞への接着阻止 Tc細胞によるウイルス感染細胞の傷害

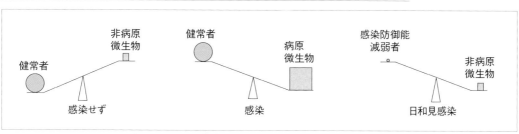

図Ⅱ-7-2　感染における宿主と微生物の相互関係

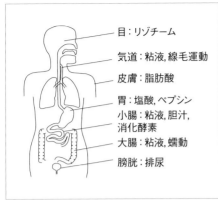

図Ⅱ-7-3　微生物侵入門戸の主な障壁

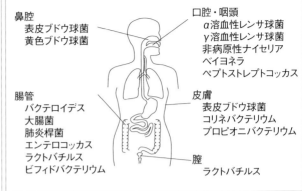

図Ⅱ-7-4　主な常在微生物叢

染しないように働く獲得免疫をさす。体内では両者が連携して微生物に抵抗している（p.145～，第Ⅳ部第1章感染と生体防御参照）。

1）微生物の侵入門戸における物理的・化学的障壁　微生物の侵入門戸における主な物理的・化学的障壁を図Ⅱ-7-3に示す。皮膚や粘膜上皮にはデフェンシン（皮膚，気道，腸管），クリプチジン（腸管）などの抗菌ペプチド，細胞壁を分解するリゾチーム（涙液，唾液，汗），鉄イオンをキレート化して微生物の代謝を阻害するラクトフェリン（涙液，唾液）などが分泌されている。大部分の微生物は健康な皮膚から組織に直接侵入することはできないし，皮脂腺から分泌される脂肪酸には抗菌作用がある。

　気道に侵入した微生物は気道粘膜上の粘液に捕捉されたのち，上皮細胞の線毛の運動によって口腔側へと運ばれ，最終的に痰となって喀出される。経口的に侵入する微生物は，大部分が胃酸や胆汁酸によって死滅させられ，また，多くの腸管毒はペプシンによって分解される。腸の蠕動や排尿は微生物の物理的排除の役割を果たしている。

　ヒトの皮膚や粘膜には微生物が定着し，常在微生物叢（normal flora）を形成している（図Ⅱ-7-4）。常在微生物叢は，新たに侵入した微生物と生息空間や栄養獲得において競合することで，その定着を阻害する役割を果たしている。

2）自然免疫と獲得免疫　微生物が前述の障壁を突破した感染の初段階では，ただちに自然免疫が感染防御を担う（表Ⅱ-7-1）。細菌感染に対しては，上皮細胞のサイトカイン産生，補体レクチン経路や第二経路の活性化，さらに補体C5aやサイトカインによって血液中から微生物侵入部位に遊走した好中球により貪食殺菌を行う。また，同様に感染局所に集合してきた自然免疫系の細胞であるマクロファージや樹状細胞は，貪食殺菌するのみならず，獲得免疫にかかわる主要な細胞であるヘルパーT細胞に抗原提示を行う。また，貪食殺菌する際に細胞表面に存在するToll様レセプター（受容体）（Toll-like receptor；TLR）に代表されるパターン認識レセプターによって微生物を識別

膣内常在細菌叢
膣内にはデーデルライン桿菌（乳酸菌の一種）が常在している。この菌は膣上皮細胞のグリコーゲンを分解して乳酸を産生する。外界から侵入する微生物の多くはそのような酸性の環境で増殖できない。

Toll様レセプター
Toll様レセプターは動物の細胞表面にあるレセプタータンパク質で，種々の病原体を感知して自然免疫を作動させる機能がある。TLRは細菌表面のリポ多糖（LPS），リポタンパク質，鞭毛のフラジェリン，ウイルスの二本鎖RNA，細菌やウイルスのDNAに含まれる非メチル化CpGアイランドなどを認識するようにできている。

認識し，微生物によって異なるサイトカインを放出し，獲得免疫系が病原体に対して的確な攻撃ができるように準備する。

　一方，ウイルス感染に対する自然免疫系の働きは，ウイルス感染細胞が産生するインターフェロン α と β による周囲の細胞のウイルス抵抗性の獲得や，ナチュラルキラー細胞（natural killer cell；NK 細胞）による非特異的なウイルス感染細胞の傷害である。

　自然免疫系の細胞であるマクロファージや樹状細胞は Toll 様レセプター等で微生物を認識してサイトカインを放出し未分化のヘルパー T 細胞である Th0 細胞を，Th1 細胞や Th2 細胞へと分化させることにより獲得免疫が誘導される。Th1 細胞に分化した場合は主にインターフェロン γ を産生してマクロファージの活性化や細胞傷害性 T 細胞（killer T cell；Tc 細胞）の分化を誘導する。その結果，通常の自然免疫系でのマクロファージの状態では殺菌できない通性細胞内寄生性細菌の殺菌を促す。一方，Th2 細胞に分化した場合はインターロイキン（interleukin；IL）-4，5，6を産生して B 細胞を抗原特異的な抗体産生細胞の形質細胞へと分化させ，抗原特異的な抗体の産生を促す（p. 117，図Ⅲ-1-12参照）。その結果，産生された抗体は感染している特定の細菌の分泌した外毒素を特異的に中和する。また補体古典経路を活性化するとともに，細菌に結合した抗体自身がオプソニンとして働く。また，獲得免疫系でのウイルス感染に対する働きは，抗体によるウイルスの宿主細胞への接着阻止，Tc 細胞による感染している特定のウイルス感染細胞の傷害などである。

　なお，分化した T 細胞や B 細胞はさらにメモリー T 細胞へ分化して二次免疫応答を担う。再度，同一微生物が侵入した際にはこれらの細胞がただちに感染防御効果を発揮する。

（2）微生物の病原因子

　微生物の病原力の強弱を左右する因子を病原因子（virulence factor）と呼んでいる。微生物が宿主に感染するためには，特定部位に侵入して定着し増殖しなければならない。そして，細胞に侵入し炎症を引き起こすか，毒素を産生するなどの能力が必要となる。一方，宿主は前述の感染防御機構を備えており，微生物は感染防御機構を回避する必要がある。このような感染にかかわる微生物の因子を病原因子と呼び，定着因子，細胞侵入因子，栄養獲得因子，外毒素（exotoxin），内毒素（endotoxin），感染防御機構からの回避因子などに分類することができる。

1）定着因子と細胞侵入因子　　細菌の定着因子は線毛と非線毛性付着因子に大別される。線毛は多くのグラム陰性菌と一部のグラム陽性菌にみられる線維状構造物で，主に上皮細胞の糖鎖を認識して付着する。認識する糖鎖は線毛の

パターン認識レセプター
微生物特有（高等多細胞生物にはない）の分子は病原体関連分子パターン（pathogen-associated molecular pattern molecules；PAMPs）と名づけられ，PAMPs を認識するレセプターはパターン認識レセプター（pattern-recognition receptors；PRRs）と呼ばれ，Toll 様レセプターに代表される。一方，細胞質や核内にも PAMPs の認識分子が存在する。

鞭毛と定着
胃や腸の上皮細胞は常に分泌される粘液に覆われている。細菌は鞭毛によって粘液の流れと粘稠性にうちかって上皮に到達することができる。

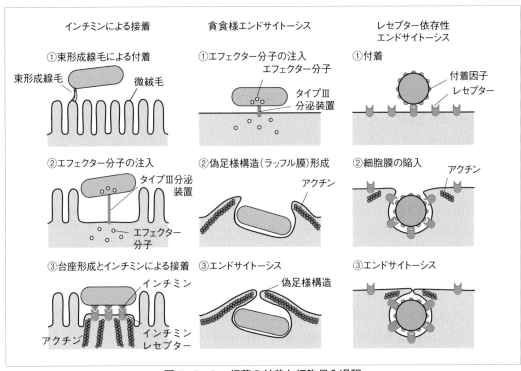

図Ⅱ-7-5　細菌の付着と細胞侵入過程

種類によって異なり，定着部位の特異性を決定している。特に尿路や消化管などの物理的排除機能が働いている部位への定着に重要な役割を果たしている。

腸管病原性大腸菌（enteropathogenic *Escherichia coli*；EPEC）や腸管出血性大腸菌（enterohemorrhagic *E. coli*；EHEC）は，インチミンを用いて腸管上皮へ定着するが，その過程はきわめて能動的である（図Ⅱ-7-5）。これらの細菌はまず束形成線毛で上皮細胞の微絨毛に付着し，タイプⅢ分泌装置によってエフェクター分子を細胞内に注入する。エフェクター分子は細胞にアクチン（細胞の形態を維持する分子）の重合を生じさせ，菌が接着するための台座の形成を促す。さらにインチミンレセプター（受容体）を発現させ，菌はインチミンを介して強固に結合できるようになる。なお，この場合には菌の細胞への侵入は起こらない。

サルモネラ菌，赤痢菌，腸管組織侵入性大腸菌（enteroinvasive *E. coli*；EIEC）などの組織侵入性細菌は，タイプⅢ分泌装置により宿主細胞にエフェクター分子を注入してアクチンの重合による形態変化を生じさせ，貪食細胞の偽足構造様（ラッフル膜）による細胞内取り込みを促す（図Ⅱ-7-5）。

黄色ブドウ球菌（*Staphylococcus aureus*），A群レンサ球菌，肺炎レンサ球菌（*Streptococcus pneumoniae*）では，線毛ではなく，リポタイコ酸が粘膜（ムチン）への付着に関与している。また，表層タンパク質が宿主細胞のフィブロネクチン（細胞の接着に関与するタンパク質）を認識して結合する。フィブロ

ネクチンへの結合は上皮細胞のエンドサイトーシスを誘導し，侵入因子ともなっている（図Ⅱ-7-5）。

ウイルス感染の初段階は，カプシドやエンベロープ上のタンパク質による宿主細胞レセプターへの接着である。レセプターはウイルスによって異なり，宿主特異性を決定している。カプシドによって接着したウイルスはエンドサイトーシスによって，またエンベロープタンパク質によって接着したウイルスはエンベロープと細胞膜の融合によって細胞内に侵入する。

2）栄養獲得因子　　細菌は宿主体内で増殖する際に栄養を取り込む必要があるが，細菌のなかにはヒアルロニダーゼ，リパーゼ，ヌクレアーゼなどの分解酵素を細胞外に分泌し，組織を分解して栄養とするものがある。これらの酵素は栄養獲得因子であると同時に，増殖空間の獲得の役目も果たしている。また，シデロフォアと呼ばれる鉄イオンのキレート分子を産生する細菌があり，宿主体内のトランスフェリンやラクトフェリンなど鉄結合性タンパク質から鉄イオンを獲得することができる。

COLUMN　ペストとヘモクロマトーシス

　14世紀に起きたペストの大流行は，時の世界人口を4億5,000万人から3億5,000万人にまで減少させたといわれている。このペスト菌は増殖に鉄が必要で，感染したとき健常人の場合には，細菌を貪食するマクロファージ中の鉄がペスト菌の増殖因子として利用されてしまうため，致死的になった。一方，体内に鉄を溜め込む変異遺伝子をもつヘモクロマトーシスのヒトは，鉄過剰症のため肝硬変や糖尿病，皮膚の色素沈着などが生じる。しかし，この疾患のヒトは体内に鉄を多く蓄える一方で，マクロファージ中には逆に鉄が少ないため，ペスト菌の感染時にマクロファージに貪食されたペスト菌は増殖しにくく，そのため現在のヘモクロマトーシスのヒトは，中世でペストの大流行で生き残った人々の末裔ではないかと考えられている。

3）外毒素と内毒素　　外毒素は菌体内で合成されるタンパク質で，分泌装置によって分泌されるものと，菌体が自己融解した際に細胞質から遊離するものがある。外毒素は分子構造によって複合毒素と単純毒素に大別される。複合毒素は毒性を発揮するA部分（active site）と標的細胞のレセプターに結合するB部分（binding site）の2種のペプチドからなる。

　主な外毒素を表Ⅱ-7-2に示す。破傷風菌，ジフテリア菌，ボツリヌス菌，炭疽菌などの毒素は致死的であるが，反面，強い抗原性をもつため破傷風やジフテリアではトキソイドとして予防接種に用いられる。EHECのベロ毒素，コレラ毒素，毒素原性大腸菌の易熱性や耐熱性腸管毒はペプシンに感受性のために胃で不活化される。したがって，これらの細菌が病原性を発揮するためには，腸に達してから毒素を産生する必要がある。ボツリヌス毒素や黄色ブドウ球菌腸管毒はペプシンに耐性なので，これらの毒素を含む食品の摂取によって

表Ⅱ-7-2　疾患と主な外毒素

疾患	原因細菌	外毒素	分子構造	作用
ジフテリア	ジフテリア菌	ジフテリア毒素	複合毒素	タンパク質合成阻害
百日咳	百日咳菌	百日咳毒素	複合毒素	細胞内シグナル伝達障害
破傷風	破傷風菌	破傷風毒素	複合毒素	神経伝達阻害
炭疽	炭疽菌	致死毒素，浮腫毒素	複合毒素	細胞内シグナル伝達障害
腸管出血性大腸菌感染症	腸管出血性大腸菌	ベロ毒素1，2（志賀毒素1，2）	複合毒素	タンパク質合成阻害
コレラ	コレラ菌	コレラ毒素	複合毒素	細胞内シグナル伝達障害
毒素原性大腸菌感染症	毒素原性大腸菌	易熱性，耐熱性腸管毒	複合毒素	細胞内シグナル伝達障害
ボツリヌス食中毒	ボツリヌス菌	ボツリヌス毒素	複合毒素	神経伝達阻害(C2，C3を除く)
黄色ブドウ球菌食中毒	黄色ブドウ球菌	黄色ブドウ球菌腸管毒	単純毒素	スーパー抗原活性
熱傷様皮膚症候群	黄色ブドウ球菌	表皮剥脱毒素	単純毒素	スーパー抗原活性
毒素性ショック症候群	黄色ブドウ球菌	毒素性ショック症候群毒素1	単純毒素	スーパー抗原活性
劇症型溶血性レンサ球菌感染症	A群レンサ球菌	発熱毒素	単純毒素	スーパー抗原活性

表Ⅱ-7-3　感染防御機構からの主な回避因子

感染防御機構	回避因子と作用	因子を発現する主な微生物
抗体の結合	抗原変異による抗体の結合の阻害	インフルエンザウイルス，ヒト免疫不全ウイルス，C型肝炎ウイルス，回帰熱ボレリア，淋菌，サルモネラ菌
	IgA1プロテアーゼによるIgA1分解	淋菌，髄膜炎菌，肺炎球菌，インフルエンザ菌
補体活性化と貪食細胞の貪食作用	莢膜による補体活性化阻害と貪食細胞の貪食作用回避	黄色ブドウ球菌，B群レンサ球菌，肺炎球菌，髄膜炎菌，大腸菌，肺炎桿菌，インフルエンザ菌，炭疽菌，クリプトコックス・ネオフォルマンス
	C5a分解酵素による補体C5a分解	A群レンサ球菌，B群レンサ球菌，緑膿菌
	ロイコシジンによる白血球分解	黄色ブドウ球菌，緑膿菌
	バイオフィルムによる補体活性化阻害と貪食細胞の貪食作用回避	緑膿菌
貪食細胞の殺菌作用	ファゴソームとライソソームの融合阻害による細胞内寄生性	結核菌，レジオネラ・ニューモフィラ
	ファゴソームから細胞質への逃避による細胞内寄生性	リステリア・モノサイトゲネス

　食中毒が起こる。T細胞レセプター（T cell receptor；TCR）と抗原提示細胞のMHCクラスⅡ分子を抗原非依存的に架橋するスーパー抗原も外毒素の範疇に入る。なお，種々の細菌が細胞膜に孔を開ける細胞溶解毒や溶血毒などを産生する。これらは疾患の過程に部分的にかかわっている。

　内毒素は，グラム陰性菌の外膜の糖鎖とリピドAからなるリポ多糖体（lipopolysaccharide；LPS）である。菌血症や敗血症においてグラム陰性菌が血液中で自己融解した際に毒素として働くが，菌種の違いにかかわらず作用は共通である。毒性はリピドAにあり，多糖体部分がその親水性によって血液への溶解を可能にしている。内毒素によるショック状態をエンドトキシン

ショックといい，播種性血管内凝固症候群（disseminated intravascular coagulation；DIC）を伴い致命的なこともある。

4）感染防御機構からの回避因子　　微生物は感染防御機構からの回避をさまざまな因子を用いて行っている（表Ⅱ-7-3）。たとえば，インフルエンザウイルスやヒト免疫不全ウイルス，C型肝炎ウイルスなどは抗原変異という方法で宿主の免疫機構を逃れる。また，肺炎球菌や髄膜炎菌などは莢膜を産生して食菌に抵抗する。あるいは，結核菌（*Mycobacterium tuberculosis*）やレジオネラ・ニューモフィラ（*Legionella pneumophila*）などの通性細胞内寄生性は貪食細胞による殺菌に抵抗するなどである。

3　感染源と感染経路

（1）感染源

　微生物が元来生息している場所，微生物に感染したヒトや動物，微生物に汚染された物などがすべて感染源になる。ヒトが感染源の場合，発病している患者のみならず潜伏期保菌者，不顕性感染の健康保菌者，無症候性持続感染者，回復後に微生物を排出する病後（回復後）保菌者も感染源として重要である。

（2）感染経路

　感染源からの伝播様式には水平感染と垂直感染がある。水平伝播とは，感染者から他の人へというような伝播様式である。また垂直伝播とは，母体から胎児または新生児への伝播様式で，母児感染ともいう。なお，ヒトにおける侵入門戸に基づいて，経気道感染，経口感染，経皮感染と呼ぶこともある。

1）水平伝播　　水平伝播は直接伝播と間接伝播に大別される。直接伝播には，保菌者の咳，くしゃみや唾液の飛沫を吸引する場合（飛沫感染），直接患部に触れたり，キスや性行為による場合（接触感染），感染動物に咬まれる場合（咬傷感染）などがある。

　間接伝播には，微生物を含む飛沫が乾燥して微小粒子（飛沫核）となったり，ほこりに付着して空気中を飛散したものを吸引する場合（空気感染），飲食物や衣類などを介する場合（媒介物感染），および昆虫に媒介される場合（ベクター媒介感染）などがある。

2）垂直伝播　　垂直伝播には，胎盤を通じて母体血から胎児血に微生物が移行する場合（経胎盤感染），出産時に産道で感染する場合（産道感染），母乳を介して感染する場合（母乳感染）などがある。

DIC
DICでは，全身に微小血栓が形成され，臓器障害が生じる。また，血液凝固因子や血小板の亢進が起こり出血傾向をきたす。

飛沫感染と空気感染
咳やくしゃみの飛沫は粒子が大きいため数mで落下する。しかし，飛沫が乾燥して直径5 μm程度以下の微小粒子（飛沫核）となると空気中を飛散するようになる。前者は直接感染であり，後者は間接感染である。

水系感染と食物感染
媒介物感染のうち，同一の飲料水を利用する区域で発生する広範な感染を水系感染といい，同一の食品を介する場合を食物感染という。

4 感染対策

（1）市中感染対策

市中感染
市中すなわち自宅や街
の中で生活をしている
一般生活者（健康な若
年者，中高年，高齢者，
軽度の基礎疾患をもっ
ていても在宅生活して
いる方など）によって
広まる感染のこと。

　感染症の予防の原則は，感染源対策，感染経路の遮断，宿主の感染防御能の強化である。市中感染における感染源対策，感染経路の遮断は主に「感染症の予防及び感染症の患者に対する医療に関する法律（以下，感染症法）」に基づく。

1）感染症法　感染症法では，「感染力，罹患した場合の重篤性などに基づく総合的な観点からみた危険性」に基づいて，感染症を分類している（表Ⅱ-7-4）。既知感染症については1～5類感染症と指定感染症に類別し，未知の感染症については新感染症として措置を規定している。また，新たなパンデミックの発生が懸念されているインフルエンザについては，新型インフルエンザや

表Ⅱ-7-4　感染症法対象疾患（2019年12月23日現在）

分類	対象疾病名
1類感染症	エボラ出血熱，クリミア・コンゴ出血熱，痘瘡，南米出血熱，ペスト，マールブルグ病，ラッサ熱
2類感染症	急性灰白髄炎，結核，ジフテリア，重症急性呼吸器症候群（病原体がベータコロナウイルス属SARSコロナウイルスであるものに限る），中東呼吸器症候群（病原体がベータコロナウイルス属MARSコロナウイルスであるものに限る），鳥インフルエンザ（H5N1），鳥インフルエンザ（H7N9）
3類感染症	コレラ，細菌性赤痢，腸管出血性大腸菌感染症，腸チフス，パラチフス
4類感染症	E型肝炎，ウエストナイル熱（ウエストナイル脳炎含む），A型肝炎，エキノコックス症，黄熱，オウム病，オムスク出血熱，回帰熱，キャサヌル森林病，Q熱，狂犬病，コクシジオイデス症，サル痘，ジカウイルス感染症，重症熱性血小板減少症候群（病原体がフレボウイルス属SFTSウイルスであるものに限る），腎症候性出血熱，西部ウマ脳炎，ダニ媒介脳炎，炭疽，チクングニア熱，つつが虫病，デング熱，東部ウマ脳炎，鳥インフルエンザ（鳥インフルエンザ（H5N1）および（H7N9）を除く），ニパウイルス感染症，日本紅斑熱，日本脳炎，ハンタウイルス肺症候群，Bウイルス病，鼻疽，ブルセラ症，ベネズエラウマ脳炎，ヘンドラウイルス感染症，発疹チフス，ボツリヌス症，マラリア，野兎病，ライム病，リッサウイルス感染症，リフトバレー熱，類鼻疽，レジオネラ症，レプトスピラ症，ロッキー山紅斑熱
5類感染症	**全数把握疾病** アメーバ赤痢，ウイルス性肝炎（E型肝炎およびA型肝炎を除く），カルバペネム耐性腸内細胞科細菌感染症，急性弛緩性麻痺（急性灰白髄炎を除く），急性脳炎（ウエストナイル脳炎，西部ウマ脳炎，ダニ媒介脳炎，東部ウマ脳炎，日本脳炎，ベネズエラウマ脳炎およびリフトバレー熱を除く），クリプトスポリジウム症，クロイツフェルト・ヤコブ病，劇症型溶血性レンサ球菌感染症，後天性免疫不全症候群，ジアルジア症，侵襲性インフルエンザ菌感染症，侵襲性髄膜炎菌感染症，侵襲性肺炎球菌感染症，水痘（患者が入院を要すると認められるものに限る），先天性風疹症候群，梅毒，播種性クリプトコックス症，破傷風，バンコマイシン耐性黄色ブドウ球菌感染症，バンコマイシン耐性腸球菌感染症，百日咳，風疹，麻疹，薬剤耐性アシネトバクター感染症 **定点把握疾病** RSウイルス感染症，咽頭結膜熱，A群溶血性レンサ球菌咽頭炎，感染性胃腸炎，水痘，手足口病，伝染性紅斑，突発性発疹，ヘルパンギーナ，流行性耳下腺炎，インフルエンザ（鳥インフルエンザおよび新型インフルエンザ等感染症を除く），急性出血性結膜炎，流行性角結膜炎，性器クラミジア感染症，性器ヘルペスウイルス感染症，尖圭コンジローマ，淋菌感染症，クラミジア肺炎（オウム病を除く），細菌性髄膜炎（髄膜炎菌，肺炎球菌，インフルエンザ菌を原因として同定された場合を除く），マイコプラズマ肺炎，無菌性髄膜炎，ペニシリン耐性肺炎球菌感染症，メチシリン耐性黄色ブドウ球菌感染症，薬剤耐性緑膿菌感染症

再興インフルエンザを「新型インフルエンザ等感染症」に規定している。

　　a．1〜5類感染症と指定感染症：1 類感染症は，「総合的な観点からみた危険性がきわめて高い感染症」である。患者，類似症患者および無症状の病原微生物保有者は，原則として特定または第一種感染症指定医療機関への入院が勧告される。また，状況に応じて患者らの周辺の消毒などに加え，汚染建物への立ち入り禁止や通行制限などの措置もとられる。2 類感染症は，「総合的な観点からみた危険性が高い感染症」で，状況に応じて第一種・第二種感染症指定医療機関への入院勧告の措置がとられ，消毒などが行われる。3 類感染症は，「総合的な観点からみた危険性は高くないが，特定の職業への就業によって感染症の集団発生を起こしうる感染症」で，状況に応じて特定職業への就職制限や消毒などが行われる。4 類感染症は，「ヒトからヒトへの感染はほとんどないが，動物，飲食物などの物件を介して感染するため，動物や物件の消毒，廃棄などの措置が必要となる感染症」である。5 類感染症は，「国が感染症発生動向調査を行い，その結果等に基づいて必要な情報を一般国民や医療関係者に提供・公開することによって発生・拡大を防止すべき感染症」である。

　　1 〜 4 類感染症については，前述の対応や患者数の把握を目的として，医師が患者らを発見した場合に，ただちに保健所へ届け出ることを義務づけている。また，5 類感染症については，医師から 7 日以内に届け出を求める疾病（全数把握）と，指定届出機関管理者から一定期間ごとに届け出を求める疾病（定点把握）に分けられている。得られた情報は感染症の拡大の防止に役立てられる。

　　指定感染症は，「既知の感染症の中で 1 〜 3 類に分類されない感染症において 1 〜 3 類に準じた対応の必要が生じた感染症」で，政令で 1 年間に限って指定し，1 〜 3 類感染症に準じた対応を行う。

　　b．新型インフルエンザウイルス等感染症：新型インフルエンザ等感染症は，「新たにヒトからヒトに感染する能力を有することになったウイルスによる感染症（ヒト型 A/H 7，A/H 19 などを想定），あるいはかつて世界規模で流行したインフルエンザであり，その後流行することなく長期間が経過している疾病が再興したもの（A/H 2 N 2 などを想定）であって，一般に誰も免疫を獲得していないことから，急速なまん延により生命および健康に重大な影響を与えるおそれがあると認められるもの」で状況に応じて入院勧告などの措置がとられる。

2）宿主の感染防御能の強化　　宿主の感染防御能の強化を目的とする主な対策は，ワクチンによる予防接種である。個人個人の感染防御能の強化もさることながら，集団の大部分が予防接種によって免役を獲得していれば，その集団内での感染症の流行はかなりの程度に抑制される。

指定医療機関
特定感染症指定医療機関は厚生労働大臣が指定し，第一種と第二種感染症指定医療機関は都道府県知事が指定する。

（2）院内感染対策

　院内感染とは、「病院内での微生物によって惹起された感染症」の総称である。例として、入院患者が原疾患とは異なる別の感染症に病院内で感染した場合や、医療従事者が病院内で感染した場合など、病院内で生じたすべての感染をいう。ただし、病院外で感染して入院後に発症した場合は院内感染とはいわない。逆に病院内で感染し、退院後に発症した場合は院内感染に含める。市中感染と同様に予防の原則は、感染源対策、感染経路の遮断、宿主の感染防御能の強化である。しかし、易感染者（compromised host）が高密度に存在する点で市中感染と異なり、感染防御能の強化は基本的に困難で、また感染源（感染者）対策にも限界がある。米国疾病対策センター（Center for Diseases Control；CDC）が提唱する標準予防策と感染経路別対策の2段階の予防策が基本となる。

1）標準予防策　　標準予防策〔スタンダードプリコーション（standard precaution）〕とは、「血液、体液、分泌物、排泄物などの湿性生体物質には病原微生物が含まれる可能性がある」との考え方に立って、湿性生体物質、創傷部位、粘膜などに接触する場合に、感染の有無にかかわらずすべての患者の処置や介護に適応される予防策である。その中心となるのは手洗いとバリアプリコーション（手袋、マスク、ガウンなどの使用）で、その他に器具、リネン、患者配置などについても考慮される。

　a．手洗い：患者と接触する前、カテーテル挿入時などの滅菌手袋を着用する前、患者に器具を挿入する前には、抗菌性石けんや速乾式消毒薬を使って手洗いをする。また、患者の皮膚に接触したあと、湿性生体物質、創傷部位、粘膜などに触れたあと、患者周辺の物品に触れたあと、手袋を外したあと、同一患者の処置や介護中に汚染部位から清浄な部位に移るとき、なども同様である。

　b．バリアプリコーション：湿性生体物質、創傷部位、粘膜などに接触する場合は手袋を着用する。手袋が高度に汚染された時は、同一患者の処置中であっても手袋を交換する。湿性生体物質のしぶきや飛沫の発生が予測される患者の処置や介護に際しては、マスク、ゴーグル、フェイスシールドを着用する。患者の処置や介護中に衣服や肌が湿性生体物質に接触する可能性がある場合には、ガウンを着用する。

2）感染経路別予防策　　感染経路別予防策は空気感染予防策、飛沫感染予防策、接触感染予防策に分けられ、これらは標準予防策に加えて実施する。

　a．空気感染予防策：結核、麻疹（ましん）、水痘（すいとう）などの空気感染する微生物に対する予防策である。患者は、個室隔離または室外に空気が漏出しない陰圧室で管理される。入室者はN95マスクを着用する。感染患者の移動や移送は可能な限り制限し、移動や移送時にはサージカルマスク（外科用マスク）を着用させる。

　b．飛沫感染予防策：インフルエンザウイルス、ムンプスウイルス、風疹ウ

イルスなどの飛沫感染する微生物に対する予防策である。1m程度の距離での咳，くしゃみ，会話などが感染の機会になる。飛沫は空中に長時間浮遊しないため特別な空調や換気は必要ない。患者は，個室管理または同一感染症患者の集団隔離を行う。患者の処置や介護に際してはサージカルマスクを着用する。

　c．接触感染予防策：3類感染症など二次感染する消化器系感染症，メチシリン耐性黄色ブドウ球菌（methicillin-resistant *Staphylococcus aureus*；MRSA）などの多剤耐性感染症などの接触感染する微生物に対する予防策である。患者は個室管理または同一感染症患者の集団隔離とする。入室時に手袋やガウンを着用し，退室時に外し，抗菌性石けんや速乾式消毒薬を使って手洗いする。汚染物に触れたあとは手袋を交換する。患者の移動・移送は制限する。聴診器・血圧計・体温計などは患者ごとに専用とし，共用する器具は使用するごとに洗浄消毒する。

（3）滅菌法と消毒法

　滅菌（sterilization）はすべての微生物を死滅させるか，あるいは取り除いてしまうことである。これに対して，消毒（disinfection）は微生物による感染を生じさせない状態にすることで，必ずしもすべての微生物を死滅させる必要はなく，特に病原微生物が対象となる。一方，微生物を殺すことを，滅菌も消毒も区別なく殺菌と呼ぶ。また，腐敗菌や発酵菌の増殖を阻止すること（静菌）を防腐という。その際さまざまな化学物質が用いられるが，これらを消毒剤，殺菌剤あるいは防腐剤と呼んでいる。器具や機材の主な滅菌法と消毒法を表Ⅱ-7-5に示す。

　このほかに手術室や食品製造所などの環境（水，空気）に存在する微生物を除去し，目的とする安全度を確保する方法をすることを除菌といい，これにはろ過が最も用いられている。

表Ⅱ-7-5　**器具や器材などの主な滅菌法と消毒法**

方法	条件	備考
火炎滅菌	火炎中で赤熱炭化	実験器具（白金線，白金耳）など
焼却	火炎中で赤熱炭化	汚染衣類など
乾熱滅菌	160℃，60分または180℃，30分加熱	ガラス・金属器具など
高圧蒸気滅菌	115〜130℃，15〜30分加熱	ガラス・金属器具，ガーゼ，培地など
煮沸消毒	100℃，15〜30分加熱	食器など
平圧蒸気消毒	100℃，30〜60分蒸気で加熱	
ろ過法	メンブランフィルター（孔径0.2〜0.45μm）	医薬品や試薬などの易熱性物質，水など
紫外線照射	水銀灯（254nm）点灯	手術室内など
γ線照射	コバルト60照射	易熱性プラスチック器具など
エチレンオキサイドガス滅菌	10〜20%ガス，40〜60℃，湿度40〜50%，2〜4時間	易熱性プラスチック器具など

加熱殺菌と水分
加熱による殺菌の程度
は，水分が存在するか
どうかで異なり，同じ
温度では湿潤状態のほ
うが乾燥状態よりも殺
菌力が強い。

パスツリゼーション
63℃で30分間加熱する
方法（低温長時間殺菌
法）は，世界で最初の
殺菌法で，パスツール
（L. Pasteur）によっ
て開発されたことか
ら，パスツリゼーショ
ンと呼ぶ。

間欠滅菌
100℃，30分間の加熱
を3日間繰り返す滅菌
法である。最初の加熱
で熱に弱い栄養型細菌
を死滅させ，ついで一
夜室温に放置すること
で芽胞を発芽させて栄
養型に変化させ，再度
の加熱によって死滅さ
せる。この工程を繰り
返す（通常3回）こと
で滅菌状態にする方法
である。

1 ）熱を用いる殺菌法

　熱は菌体成分であるタンパク質や他の成分に作用してその構造や活性に不可逆的な変化を起こし，その結果，微生物は死滅する。

　加熱には湿熱（水蒸気）と乾熱を用いる場合があるが，湿熱のほうが効果は大きい。その理由は生体高分子，特にタンパク質の立体構造に寄与している，水素結合が乾燥の場合よりも切断されやすくなることや，湿熱の場合のほうが熱容量が大きく，また熱の浸透性が高いことなどが考えられる。芽胞形成菌以外の微生物である細菌の栄養型細胞，真菌，ほとんどのウイルスは，湿熱中で60～70℃，数分間の加熱で死滅する。これを利用したのが牛乳などで使用されているパスツリゼーションとも呼ばれる低温殺菌法（63℃，30分間の加熱）である。一方，芽胞は厚い脂質で覆われ，また水分含量が少ないことから，熱に対する抵抗性があらゆる生物中で最も強く，100℃，30分の加熱にも耐えるものが多い。したがって，滅菌には，芽胞をも死滅させる加熱条件が要求される。

　a．焼却と火炎滅菌：火炎中で加熱することによって微生物を殺滅する。微生物または検査材料を取り扱う白金線や白金耳を，ガスバーナーあるいはアルコールランプなどの火炎のなかで数秒間以上加熱して行う滅菌法である。培養操作を行うときに，その試験管口の滅菌に行われる。火炎の中心である還元炎は300℃程度で温度が高くないので，炎の外側の酸化炎の部分（1,800℃程度）で赤熱させて滅菌すると効果的である。

　b．乾熱滅菌：乾熱滅菌器を用いて，160℃で60分間または180℃で30分間の加熱処理を行う滅菌法である。主としてガラス製品，磁製，金属製または繊維製の物品，鉱油，脂肪油，試薬または固形の医薬品などで，乾燥高温に耐えるものに用いる。

　c．高圧（加圧）蒸気滅菌：芽胞のように100℃では死滅しないものを対象に行う。加圧・脱気することにより水蒸気の温度は100℃以上になることを利用したもので，高圧蒸気滅菌器〔オートクレーブ（autoclave）〕を用いて通常2気圧条件で使用し，このとき水の沸点は121℃に達する。この温度で15～20分間行うと，芽胞は完全に死滅できる。主としてガラス製品，磁製，金属製，ゴム製，紙製もしくは繊維製の物品，水，培地，試薬・試液または液状の医薬品などで，高温高圧水蒸気に耐えるものに用いる。利点として，短時間で滅菌が完了する。なお，プリオンの不活化には135℃，1時間の加熱が必要である。

　d．煮沸消毒・平圧蒸気消毒：100℃の水蒸気で30分以上，沸騰水中で15～30分間加熱する方法で，ガラス器具，食器，メス，ゴム管などの消毒に用いられる。これは栄養型の細菌（栄養型菌）は死滅するが芽胞は死滅しない。

2 ）加熱によらない物理的殺菌法

　a．ろ過法：加熱すると変性したり失活するもの（培地，血清，血漿，抗生物質など）は細菌が通過できない孔をもった細菌ろ過器による除菌を行う。こ

れにはザイツ型ろ過器とメンブランフィルターとがよく使用される。現在では孔径0.22 μm または0.45 μm のメンブランフィルターが主に使われる。細菌は完全に除去できるが，ウイルスは通過できるので，除去できない。

　最近，逆浸透法や限外ろ過法が開発され，この方法ではウイルスまでも除去できるため，注射水や精製水の製造法として認められている。

　気体のろ過には HEPA フィルター（high efficiency particulate air filter）が用いられる。HEPA フィルターは，直径 1 ～10 μm 以下のガラス繊維でできており，0.3 μm 以上の微粒子を99.97％以上捕集できる。空気を HEPA フィルターでろ過する目的には，微生物をろ過した空気を供給する場合と，微生物を除去してから排気する場合がある。バイオクリーンルーム（給気）やバイオハザードルーム（排気）などで用いられる。

　ｂ．紫外線照射殺菌法：紫外線は核酸に吸収され，それに障害を与えるため強い殺菌力をもっている。核酸の極大吸収スペクトルは260 nm 付近なので，主に253.7 nm の紫外線を放射する低圧水銀灯が殺菌灯として用いられている。紫外線は物質透過性が小さく内部にまで浸透しないため，物体の表面や室内空気の殺菌に用いられている。一方，紫外線は純水中ではよく通過し，そのなかで過酸化水素を発生するため，水の消毒にも使用できる。殺菌灯では，15 W，10 cm の距離で10分間の照射で滅菌されるが芽胞は抵抗性がやや高い。これが点灯中は皮膚や眼に障害を与えるので注意する。

　ｃ．放射線照射滅菌法：X 線，α 線，β 線，γ 線，中性子線などの電離作用によってイオン対を生成し，それが標的周囲の H_2O がイオン化され，その結果生じる二次生成物，特にヒドロキシラジカルや水素ラジカルが微生物の DNA を主に不活化する。このなかでよく用いられるものは，透過力にすぐれ大線量が得られるコバルト60（^{60}Co）の γ 線で，高圧滅菌できないプラスチック器具類（特に使い捨ての注射器，縫合糸，手袋，輸血・採血セット，ペトリ皿）やゴム製品の滅菌に用いられる。透過性が大きいため，包装後に滅菌できる利点がある。あらゆる微生物に有効であるが，芽胞は栄養型の約10倍の抵抗性を示し，一般に2.5 mrad（ミリラド）程度の線量で使用されている。

rad（ラド）
放射線量を表す単位。
1 rad＝0.01 Gy（グレイ）。

3 ）化学的方法

　ａ．エチレンオキサイドガス滅菌法：エーテル様の芳香をもつガス滅菌剤で，引火性が強いので，二酸化炭素を80～90％加えた混合ガスとして使用する。アルキル化剤として作用し，核酸のアミノ基や水酸基，タンパク質のカルボキシル基やチオール基に反応する。枯草菌芽胞は10％エチレンオキサイド中で50℃（常圧），数時間で死滅する。したがって，加熱できないプラスチック製の器具などの滅菌に使用される。人体には皮膚障害や粘膜刺激作用がみられ，残留毒性も強いため通常用いない。プロピレンオキサイドは，エチレンオキサイドに比べて殺菌力はやや劣るが，残留毒性の点では少ない。

表Ⅱ-7-6　主な消毒剤の作用機序

分類	消毒剤	主な作用機序
酸化剤	過酢酸	タンパク質の酸化変性
アルデヒド系	グルタールアルデヒド	タンパク質，核酸のアルキル化
塩素系ハロゲン化合物	次亜塩素酸ナトリウム，ジクロロイソシアヌル酸ナトリウム	次亜塩素酸(HOCl)や次亜塩素酸イオン(ClO⁻)による核酸，酵素の酸化
ヨウ素系ハロゲン化合物	ポビドンヨード，ルゴール液	ヨードによる核酸，酵素の酸化
アルコール類	エタノール，イソプロパノール	タンパク質変性，脂質溶解
フェノール系	クレゾール石けん液	タンパク質変性
ビグアナイド系	グルコン酸クロルヘキシジン	細胞膜機能障害，酵素の変性，細胞内分子の凝集
陽イオン界面活性剤	塩化ベンザルコニウム，塩化ベンゼトニウム	細胞膜機能障害，酵素の変性
両面界面活性剤	アルキルジアミノエチルグリシン塩酸塩	細胞膜機能障害，酵素の変性

表Ⅱ-7-7　主に手指や器具に用いられる消毒剤の特徴

	薬剤	濃度(%)	芽胞	結核菌	ウイルス	真菌	細菌	方法	対象	備考
高水準	過酢酸	0.3	+	+	+	+	+	浸漬	内視鏡器具	人体に不可
	グルタラール	2	+	+	+	+	+	浸漬	内視鏡器具	人体に不可
	フタラール	0.55	+	+	+	+	+	浸漬	内視鏡器具	人体に不可
中水準	次亜塩素酸ナトリウム	0.01〜1	+/−	+	+	+	+	浸漬清拭	器具リネン環境	人体に不可金属腐食性
	ジクロロイソシアヌル酸ナトリウム	0.01〜1原末	+/−	+	+	+	+	浸漬清拭	器具リネン環境	人体に不可金属腐食性
	ポビドンヨード	原液	−	+	+	+	+	塗布	手術野穿刺部創傷部	
	エタノール	80	−	+	+/−	+	+	清拭ラビング	手指器具環境	粘膜や創傷部に不可
	イソプロパノール	70	−	+	−	+	+	清拭ラビング	手指器具環境	粘膜や創傷部に不可
	クレゾール石けん液	1〜3	−	+	−	+	+	浸漬	汚物	
低水準	グルコン酸クロルヘキシジン	0.02〜0.54	−	−	−	+/−	+	清拭スクラビング	手指器具環境	
	塩化ベンザルコニウム，塩化ベンゼトニウム	0.01〜0.5	−	−	−	+/−	+	清拭	手指器具環境	普通石けんで不活化
	グリシン系両性界面活性剤	0.1〜5	−	+/−	−	+/−	+	清拭浸漬	環境	

b．過酸化水素ガスプラズマ滅菌法：高真空の状態で過酸化水素（H_2O_2）を噴霧し，そこへ高周波やマイクロ波などのエネルギーを付与すると，電離したイオンとしての過酸化水素ガスプラズマができる。このプラズマ化により，反応性の高いラジカル（ヒドロキシラジカル，ヒドロペルオキシラジカル，水素ラジカルなど）が生成され，芽胞を含むすべての微生物を殺滅できる。この滅菌法は，金属製品，易熱性プラスチック製品などが滅菌の対象になるが，セルロース類は吸着するために滅菌できない。エチレンオキサイドガス滅菌に比べて滅菌時間が短く，残留毒性がないなどの利点がある。

4）消毒剤を用いる方法　　消毒剤は微生物に作用するばかりでなく，ヒト細胞にもある程度影響を与える。人体への応用は，原則として皮膚表面などの特定部位に限られ，内服や静脈内注射によって全身投与することはできない。

　消毒剤は高温になるほど化学反応が活性化されるため，高濃度，高温で長時間作用させるほうが効果的である。特に10℃以下では効果が著しく低下する。

　細菌芽胞や結核菌は細胞に高濃度に脂質を含んでいる。これらの微生物は水溶性消毒剤との親和性に乏しく，消毒剤に抵抗性を示す。エンベロープをもたないウイルスも消毒剤に抵抗性を示す。このような抗菌スペクトルに基づいて消毒剤を高水準，中水準，低水準に大別することができる。主に手指や器具などに用いられる消毒剤の作用機序と特性を表Ⅱ-7-6，表Ⅱ-7-7に示す。

a．高水準消毒剤：過酢酸，グルタラールおよびフタラールは，いずれも芽胞を含むあらゆる微生物に有効である。ヒトに対しても強い変性効果を示すため，人体には用いられない。過酢酸は専用の装置を用い，グルタラールは蒸気の毒性にも注意を要する。主に使用後の医療器具の消毒に用いられる。

b．中水準消毒剤：次亜塩素酸ナトリウムやジクロロイソシアヌル酸ナトリウムは，高濃度で長時間作用されれば芽胞に対しても殺菌効果を示す。人体に用いることは不適で，また，金属製品を酸化するなどの欠点がある。主に使用後の医療器具や湿性生体物質で汚染された環境の消毒に用いられる。ジクロロイソシアヌル酸ナトリウムの原末は湿性生体物質にふりかけて用いる。

　ポピドンヨードは，ヨードと非イオン界面活性剤ポリビニルピロリドンとの合剤で，芽胞を除くほとんどすべての微生物に有効である。粘膜に多量に用いると甲状腺障害を引き起こす危険性がある。15〜30倍希釈液がうがい剤として用いられるが，長期間使用は避けなければならない。通常の使用量では副作用がほとんどなく，創傷部や手術野の消毒に用いられる。

　エタノールやイソプロパノールは芽胞をもたない細菌に対しては，きわめて殺菌的に作用し，多くの場合，数秒〜数十秒で殺菌活性を示す。粘膜や創傷部には用いられないが，健康な皮膚やガラス器具などの迅速な消毒，環境の消毒などに多用される。

　クレゾール石けん液は，芽胞をもたない細菌や結核菌に有効で，多量の有機

水道水やプールの消毒
塩素系の消毒剤には次亜塩素酸ナトリウムのほかに塩素ガスやサラシ粉，クロラミンＴなどもある。塩素ガスは水道水に，サラシ粉やクロラミンＴは井戸水やプールの消毒に用いられている。

物の存在によっても殺菌効果がほとんど低下しないことから，喀痰〔かくたん〕などの汚物の消毒に用いられる。

　　c．低水準消毒剤：グルコン酸クロルヘキシジンは，芽胞をもたない細菌に有効であるが，真菌には多少効果が劣り，バークホルデリア・セパシアなど環境に存在するブドウ糖非発酵性桿菌の一部に耐性を示す細菌がある。使用に際して水道水で希釈すると，水中の無機イオンと難溶性の塩を形成して析出し，効果が減退する。手指の消毒に0.1〜0.2％に本剤を含む消毒用エタノール液が多用されている。術者の手指消毒には４％スクラブ液が用いられる。

　　塩化ベンザルコニウムや塩化ベンゼトニウムは陽イオン界面活性剤である。疎水性部分が第四級アンモニウムイオンにより陽性に荷電しており，第四級アンモニウムイオン塩とも呼ぶ。また，普通石けん（陰イオン界面活性剤）の逆という意味で逆性石けんともいう。芽胞を有しない細菌には低濃度で殺菌的に作用するが，真菌には多少効果が劣り，一部に耐性を示す細菌がいる。有機物の混入や普通石けんとの共用によって効果が著しく低下する。手指の消毒に0.1〜0.2％に本剤を含む消毒用エタノールが多用されている。

　　グリシン系両性界面活性剤は，高濃度（１〜５％）で長時間作用すれば結核菌に対しても有効で，喀痰などの汚物の消毒に用いられる。肌荒れを起こしやすく，人体には通常用いられない。

COLUMN　香辛料と抗菌作用

　現代に暮らしている私たちは，食品の保存法が進歩したおかげで，香辛料を食品の保存のために使うことは考えないだろう。しかし，中世の時代，ヨーロッパの人々の多くは古くから肉や魚を多く食べていたが，内陸まで食材を運んだり冬期に備えたりするために肉や魚を長期保存する必要があった。そこで，クローブや胡椒などには高い防腐作用があると信じられていたため，食材の保存において欠かせない防腐剤として扱われた。15世紀の大航海時代には，スペインやポルトガルなどの国々が香辛料を求めてインドやアジアの国々に進出したが，香辛料は当時，銀と同じ価値があったとされている。実際，クローブやシナモンには抗菌活性のあるオイゲノールが含まれ，これが食品の腐敗を遅らせていたのだろう。

5　予防接種と免疫療法

（1）ワクチン

人工免疫
ワクチンの接種，免疫血清やヒト免疫グロブリン製剤の投与によって得られた免疫を人工免疫という。

　ワクチン，免疫血清，およびヒト免疫グロブリン製剤の特徴を表Ⅱ-7-8に示す。ワクチンの本体は抗原で，接種後に免疫が得られるまで数週間を必要とするが，長期間持続するため主に予防に用いられる。一方，免疫血清やヒト免

表Ⅱ-7-8 ワクチン，免疫血清，ヒト免疫グロブリン製剤の主な特徴

	免疫の種類	本体	効果発現までの期間	効果の持続期間	主な目的
ワクチン	能動免疫	抗原	2〜8週	数か月以上数年	予防
免疫血清 ヒト免疫グロブリン製剤	受動免疫	抗体	投与直後	数日以内	治療

疫グロブリン製剤の本体は抗体で，投与後数日で効果が失われる。しかし投与直後に機能を発現するため主に治療に用いられる。

　なお，ワクチンの接種あるいは感染によって自己体内で免疫応答が生じた場合を能動免疫といい，免疫血清やヒト免疫グロブリン製剤の投与，あるいは母乳や胎盤を経て母体の抗体を受け取る場合を受動免疫という。

1）ワクチンの種類

　a．弱毒生ワクチン（live vaccine）：生きているが，病原力が弱い変異株である。接種後ある程度生体内で増殖して連続的に免疫応答が生じるため，通常，1回の接種で長期にわたる免疫が得られる。

　b．不活化ワクチン（killed vaccine）：加熱するか，ホルマリン，フェノール，マーゾニンなどの添加によって死滅させた微生物，あるいはその成分である。不活化ワクチンのなかには感染防御にかかわる抗原を精製した精製抗原ワクチン，抗原を純粋に抽出したコンポーネントワクチン，遺伝子組換え技術によって抗原を微生物や培養細胞に産生させた遺伝子組換えワクチンなどもある。免疫の獲得には，通常，数回の接種が必要である。

　c．トキソイド（toxoid）：外毒素をホルマリン処理によって抗原性を失わせずに毒性だけをなくしたものである。不活化ワクチンと同様に免疫の獲得には，通常，数回の接種が必要である。

2）ワクチンの接種

　a．定期接種，任意接種，海外渡航時の接種：主なワクチンを表Ⅱ-7-9に示す。「予防接種法」に基づいて国が接種を推奨し，市町村長が定められた年齢の枠内の者に対し接種を行うのが定期接種（A類疾病）で，国民には接種努力義務が課せられている。また，定期接種（B類疾病）については，主に個人予防に重点があり，努力義務はない。これら以外のワクチンおよび対象年齢外の予防接種は任意接種となる。

　海外渡航時のワクチン接種には，「国際保健規則」に基づいて流行地に渡航する際に接種義務がある黄熱ワクチン，国によって接種が求められるコレラワクチン，流行地に旅行する場合に任意で接種する狂犬病ワクチンがある。狂犬病は潜伏期が長く，感染後にワクチン接種する方法（曝露後接種）もとられる。

　b．ワクチンの接種法：ワクチンの接種方法には皮下注射，経皮接種，経口接種がある。経皮接種はBCGで用いられ，管針によって皮膚に傷をつけてワ

沈降ワクチン
不活化ワクチンやトキソイドに免疫原性を高める物質（アジュバント）としてアルミニウム塩などを加えたものを沈降ワクチンという。ジフテリアトキソイド，精製百日咳ワクチン，破傷風トキソイドは沈降ワクチンである。

多価ワクチン
同一微生物の複数の株や抗原を混合したワクチンを多価ワクチンという。インフルエンザワクチンは，その年に流行が予測される4株の精製HA抗原を混合した多価ワクチンである。肺炎球菌ワクチンは23種の莢膜多糖体抗原を混合した多価ワクチンである。

混合ワクチン
予防接種を簡素化するため，数種のワクチンを混合して用いる場合がある。これを混合ワクチンという。ジフテリア（D），百日咳（P），破傷風（T）を混合したDPTワクチンや，麻疹（M），風疹（R）を混合したMRワクチンがある。

BCG
フランスのパスツール研究所の研究者であったアルベール・カルメット（A. Calmette）とカミーユ・ゲラン（C. Guerin）が，ウシ型結核菌の実験室培養を13年間，230代，繰り返し継代培養して得られた病原性を示さない細菌で，それを利用した結核に対する生ワクチンのことである。

表Ⅱ-7-9　主なワクチン（2020年10月1日現在）

ワクチン名		種類	対象者および接種時期	接種回数
定期接種（A類疾病）	ＤＰＴ-IPV 1期（4種混合）　ジフテリア（D）	トキソイド	初回接種については生後3か月に達したときから生後12か月に達するまでの期間を標準的な摂取期間として，間隔を置いて3回，追加接種については初回接種後間隔を置いて1回行う	4回
	百日咳(P)	不活化（精製抗原）ワクチン		
	破傷風(T)	トキソイド		
	不活化ポリオ(IPV)	不活化ワクチン		
	DT　2期		2期　（標準接種年齢）：小学6年生	1回
	MR（麻疹風疹混合ワクチン）　麻疹（M）	弱毒生ワクチン	1期：1歳～2歳未満	1回
			2期：就学前の年長児	1回
	風疹（R）	弱毒生ワクチン		
	日本脳炎	不活化ワクチン	1期：3～5歳　3回	4回
			2期：9～10歳　1回	
	BCG	弱毒生ワクチン	生後5～8か月の期間	1回
	Hib（インフルエンザ菌b型）	不活化（コンポーネント）ワクチン	生後2か月から間隔をおいて3回，初回接種終了後7か月以上間隔をおいて1回行う	4回
	小児用肺炎球菌	不活化（コンポーネント）ワクチン	生後2か月～12か月までに間隔をおいて3回，追加接種は生後12か月以降間隔をおいて1回行う	4回
	HPV（子宮頸がんワクチン）	不活化（コンポーネント）ワクチン	中学1年生～高校1年生	3回
	水痘	弱毒生ワクチン	1回目は生後12～15か月，2回目は1回目から6～12か月あける	2回
	B型肝炎	不活化（遺伝子組換え）ワクチン	1回目は生後2か月，2回目は生後3か月，3回目は生後7～8か月	3回
	ロタウイルス	1価　弱毒生ワクチン	1回目は生後6週～15週未満，2回目は27日以上あけ，生後24週までに接種	2回
		5価　弱毒生ワクチン	1回目は生後6週～15週未満，2回目は27日以上あける。3回目も27日以上あけ，生後32週までに接種	3回
定期接種（B類疾病）	インフルエンザ	不活化（精製抗原）ワクチン	生後6か月～13歳未満	2回
	肺炎球菌（23価多糖体）	不活化（コンポーネント）ワクチン	高齢者（65歳以上）	1回
任意接種	流行性耳下腺炎	弱毒生ワクチン	1歳以上の未罹患者	1回
	A型肝炎	不活化ワクチン	全年齢	3回
	破傷風トキソイド	トキソイド	全年齢	3回
	髄膜炎菌	不活化（コンポーネント）ワクチン	2～55歳でかつ以下に該当する医療関係者。①無脾症または持続性の補体欠損症をもつ医療関係者，②侵襲性髄膜炎菌感染症の発症頻度の高い地区へ訪れる医療関係者，③髄膜炎菌を扱う可能性がある臨床検査技師や微生物研究者	1回
	黄熱	弱毒生ワクチン	入国先で要求される場合	1回
	狂犬病	不活化ワクチン	全年齢	曝露前：3回接種　曝露後：6回接種
	成人用ジフテリアトキソイド	トキソイド	10歳以降	1回

表Ⅱ-7-10 主な免疫血清とヒト免疫グロブリン製剤

名称	対象疾患
破傷風抗毒素血清	破傷風
ジフテリア抗毒素血清	ジフテリア
ヒト免疫グロブリン製剤	麻疹，A型肝炎，感染防御能減弱者
B型肝炎高度免疫ヒトグロブリン製剤	B型肝炎
破傷風高度免疫ヒトグロブリン製剤	破傷風

クチンをすりこむ方法である。以前，ポリオワクチンは生ワクチンが用いられ，経口接種されたが，現在は不活化ワクチンに変わり，皮下注射になった。

（2）免疫血清とヒト免疫グロブリン製剤

免疫血清やヒト免疫グロブリン製剤を表Ⅱ-7-10に示す。

1）免疫血清　　免疫血清（抗毒素血清）は，トキソイドや微量の毒素をウマなどの動物に接種して抗毒素抗体をつくらせ，その血清を採取したものである。破傷風とジフテリアの治療に用いられる。

2）ヒト免疫グロブリン製剤　　ヒト免疫グロブリン製剤は，多数の人の献血血漿中から免疫グロブリンを抽出，精製したものである。麻疹患者と接触したワクチン未接種児，A型肝炎流行地への旅行者，感染防御能が減弱した易感染者などに即効性のある短期的予防法として投与される。また，特にB型肝炎ウイルスのHBs抗体，破傷風毒素抗体を高濃度に含むものは高度免疫ヒトグロブリン製剤という。B型肝炎高度免疫ヒトグロブリン製剤はHBs抗原陽性の母から生まれた児（生後48時間以内と生後2か月の2回）やHBs抗原陽性血液の針刺し事故（事故後48時間以内）などで投与される。

6　化学療法

微生物を化学物質によって死滅（殺菌作用）させるか，発育を阻止（静菌作用）して，感染を治療することが化学療法（chemotherapy）である。微生物に作用する化学物質の多くは，ヒトの細胞にも同様に作用する。微生物に対して特に有害に作用するが，宿主細胞にはあまり作用しない物質が化学療法剤として用いられる。たとえば，細胞壁合成阻害剤は，細胞壁を有する細菌細胞には作用するが，細胞壁がないヒト細胞には影響しない。このような微生物と宿主細胞とに異なる作用を示す特性を選択毒性という。化学療法剤には真菌や放線菌が産生する抗生物質と人工的な合成化学療法剤とがある。また，有効である微生物の種類にしたがって，抗細菌剤（抗菌剤），抗真菌剤，抗原虫剤，抗ウイルス剤に分類される。

（1）抗菌剤

　主な抗菌剤を表Ⅱ-7-11に示す。特に結核に有効なものを抗結核剤という。

1）薬剤感受性　　菌種の違いで，あるいは同一菌種でも株の違いで，ある抗菌剤によって増殖を阻害される場合と，阻害されない場合がある。前者を感受性，後者を耐性という。耐性は自然耐性と獲得耐性に大別される。自然耐性は菌種の本質的な性状で，どの株も例外なく耐性である。獲得耐性は，突然変異による場合，耐性プラスミド（Rプラスミド）を他の耐性株から接合や形質転

表Ⅱ-7-11　主な抗菌剤

分類		作用機序	主な薬剤名
抗生物質	βラクタム系	ペニシリン系 　天然型 　広域型 　ペニシリナーゼ抵抗性	細胞壁合成阻害	ペニシリン（＝ペニシリンG） アンピシリン，アモキシシリン，ピペラシリン メチシリン，オキサシリン，クロキサシリン
		βラクタマーゼ阻害剤配合 　ペニシリン		スルバクタム/アンピシリン，クラブラン酸/アモキシシリン，ピペラシリン・タゾバクタム
		セフェム系 　セファロスポリン系 　セファマイシン系 　オキサセフェム系 　経口セフェム系		セファゾリン（第一世代），セフォチアム（第二世代），セフォタキシム，セフタジジム（第三世代），セフピロム（第四世代） セフメタゾール フロモキセフ セファクロル（第一世代），セフィキシム（第三世代），セフジトレンピボキシル（第三世代），セフェピム（第四世代）
		ペネム		ファロペネム
		カルバペネム系		イミペネム，パニペネム
		モノバクタム系		アズトレオナム，カルモナム
	グリコペプチド系			バンコマイシン，テイコプラニン
	ホスホマイシン			ホスホマイシン
	アミノグリコシド系		タンパク質合成阻害	ストレプトマイシン（抗結核剤），ゲンタマイシン，アミカシン，トブラマイシン，アルベカシン
	テトラサイクリン系			テトラサイクリン，ミノサイクリン
	マクロライド系			エリスロマイシン，クラリスロマイシン
	ケトライド系			テリスロマイシン
	リンコマイシン系			リンコマイシン，クリンダマイシン
	オキサゾリジン系			リネゾリド
	クロラムフェニコール系			クロラムフェニコール
	ポリペプチド系		細胞質膜傷害	コリスチン，ポリミキシンB
	リファンピシン		RNA合成阻害	リファンピシン（抗結核剤）
合成剤	キノロン系		DNA合成阻害	オフロキサシン，シプロフロキサシン，ノルフロキサシン
	代謝拮抗物質		葉酸代謝阻害	スルファメトキサゾール/トリメトプリム合剤（ST合剤）
				パラアミノサリチル酸（抗結核剤）
	その他の合成化学療法剤		ミコール酸合成阻害	イソニアジド〔＝イソニコチン酸ヒドラジド（抗結核剤）〕
			不明	エタンブトール（抗結核剤）
			不明	ピラジナミド（抗結核剤）

表Ⅱ-7-12　抗菌剤に対する主な薬剤耐性機構

作用	薬剤	備考
酵素による薬剤の不活化	βラクタム系	βラクタマーゼによるβラクタム環の加水分解
	アミノグリコシド系	アミノ基のアセチル化，水酸基のリン酸化やアデニル化
	マクロライド系	加水分解，リン酸化
	クロラムフェニコール	アセチル化
作用点の薬剤親和性の低下	βラクタム系	ペニシリン結合タンパク質の変異
	アミノグリコシド系，マクロライド系	リボソームの変異
	リファンピシン	RNAポリメラーゼの変異
	キノロン系	DNAジャイレースの変異，トポイソメラーゼの変異
能動輸送による薬剤の排出	テトラサイクリン系，マクロライド系，キノロン系	
外膜ポーリンの薬剤通過障害	ペニシリンG，マクロライド系	

換で受け取る場合，バクテリオファージによる形質導入によって獲得する場合が知られている。

2）薬剤耐性の生化学的機構　薬剤耐性の生化学的機構を表Ⅱ-7-12に示す。酵素による薬剤の不活化には，βラクタマーゼによってβラクタム系薬剤のβラクタム環が加水分解される場合や，種々の酵素によって薬剤がアセチル化などの修飾を受け不活化される場合などがある。

作用点の薬剤親和性の低下の例としては，ペニシリン結合タンパク質（penicillin binding protein；PBP）の変異があげられる。PBPの本体はペプチドグリカン架橋酵素で，ペニシリン系薬剤はPBPに結合してその機能を阻害することで細胞壁合成阻害活性を示す。PBPが変異すると，ペニシリン系薬剤が結合できずに機能を失う。リボソーム，RNAポリメラーゼ，DNAジャイレースなどの変異も知られている。

能動輸送による薬剤の排出は，細胞質に浸透した薬剤を，能動輸送によって再度，細胞外に排泄する機構である。外膜ポーリンの薬剤通過障害は，グラム陰性菌でみられる耐性機構で自然耐性である。

3）有効な抗菌剤の選択　化学療法に際しては，薬剤感受性，体内分布，副作用などが総合的に判断され，抗菌剤の種類や投与方法（静脈注射，経口，外用など），有効濃度を維持するための投与量と投与間隔などが決められる。

主な細菌と有効な抗菌剤を表Ⅱ-7-13に示す。細菌の発育を阻止する最も低い濃度を最小発育阻止濃度（minimal inhibitory concentration；MIC）という。投与薬剤は原因菌のMICに基づいて決定するが，このことは耐性菌が存在する菌種については特に重要である。一方，細菌を死滅させる最も低い濃度を最小殺菌濃度（minimal bactericidal concentration；MBC）という。MICとMBCが近い場合を殺菌的といい，かけ離れている場合を静菌的とい

う。βラクタム剤，アミノグリコシド系，キノロン系は殺菌的薬剤で，テトラサイクリン系やマクロライド系は静菌的薬剤である。貪食細胞である好中球が減少している患者では，好中球による殺菌が期待できないので殺菌的薬剤を用いる必要がある。

抗菌剤は体内に均等に分布するわけではなく，血液中の濃度や排泄経路にも違いがある。親水性の薬剤（βラクタム系やアミノグリコシド系）は腎臓から尿路を経て，疎水性の薬剤（マクロライド系，テトラサイクリン系，キノロン系など）は肝臓から胆道を経て排泄される。また，親水性の薬剤は宿主細胞内に浸透せず細胞内寄生性細菌に無効であるが，反面，高い血中濃度が得られるという利点がある。一方，疎水性の薬剤は細胞内寄生性細菌にも有効である。

抗菌剤の副作用は，アナフィラキシー（I型過敏症反応），薬疹，胃腸障害，

治療薬物モニタリング
アミノグリコシド系では，薬剤血中濃度を測定しながらの投与が必要である。これを治療薬物モニタリング（therapeutic drug monitoring；TDM）という。

表Ⅱ-7-13　主な細菌と有効な抗菌剤

	細菌・真菌	有効な化学療法剤
ペニシリン系有効菌種	A群レンサ球菌，B群レンサ球菌，リステリア，髄膜炎菌，クロストリジウム，梅毒トレポネーマ	ベンジルペニシリン，アンピシリン
βラクタム系耐性株が存在する菌種	黄色ブドウ球菌	メチシリン，βラクタマーゼ阻害剤配合ペニシリン
	肺炎球菌	ベンジルペニシリン，アンピシリン
	エンテロコッカス	アンピシリン
	淋菌	セフィキシム
	モラクセラ・カタラーリス	βラクタマーゼ阻害剤配合ペニシリン
	インフルエンザ菌	アンピシリン，第三世代セフェム系
	大腸菌，肺炎桿菌	第二・第三世代セフェム系，βラクタマーゼ阻害剤配合ペニシリン，カルバペネム系
	緑膿菌	ピペラシリン，セフタジジム，カルバペネム系，アミカシン，トブラマイシン，キノロン系
	バクテロイデス	メトロニダゾール，クリンダマイシン，βラクタマーゼ阻害剤配合ペニシリン，カルバペネム系
マクロライド系有効菌種	ボレリア，ジフテリア菌	マクロライド系
	マイコプラズマ，クラミジア，リケッチア	テトラサイクリン系，マクロライド系，クロラムフェニコール
	レジオネラ・ニューモフィラ	エリスロマイシン＋リファンピシン，キノロン系
	キャンピロバクター・ジェジュニ	マクロライド系，ホスホマイシン
	ヘリコバクター・ピロリ	クラリスロマイシン＋アモキシリン
キノロン系有効菌種	EHEC（腸管出血性大腸菌）	キノロン系，ホスホマイシン，カナマイシン
	赤痢菌	キノロン系，ホスホマイシン
	チフス菌，パラチフス菌	クロラムフェニコール，キノロン系
	サルモネラ菌	キノロン系，ホスホマイシン，アンピシリン
	コレラ菌	テトラサイクリン系，キノロン系
	ディフィシレ菌	バンコマイシン
	野兎病菌，レプトスピラ	ストレプトマイシン
	結核菌	イソニアジド＋リファンピシン＋（ピラミナジド，ストレプトマイシン，エタンブトール）の3，4剤併用療法

第Ⅱ部　微生物学総論

100

肝機能障害，腎機能障害など多岐に及ぶ。アナフィラキシーはペニシリンによることが多い。皮内反応による予診が必要である。肝機能障害，腎機能障害は容量依存性で，多量に長期投与した場合に多い。アミノグリコシド系では，腎機能低下に伴い薬剤の排泄が低下して難聴や平衡障害があらわれることがある。

4）菌交代現象と菌交代症　耐性株と感受性株が混在する環境では，化学療法剤の使用によって耐性株が選択的に増加する。感受性株は淘汰されやすく，耐性株は生き残り得るからである。このような現象がヒト体内で生じた場合を菌交代症という。

（2）抗真菌剤と抗原虫剤

　真菌や原虫はヒトと同様に真核生物である。細菌と異なり薬剤の選択毒性が発現しにくく，抗真菌剤や抗原虫剤の種類は多くはない。主な薬剤と有効な真菌，原虫を表Ⅱ-7-14,15に示す〔ニューモシスチス・イロベチイ（*Pneumocystis jirovecii*）は真菌であるが，抗原虫剤が有効なため表Ⅱ-7-15に示す〕。

（3）抗ウイルス剤

　ウイルスは複製を宿主細胞に依存している。したがって，ウイルスに高い選択毒性を示す化学療法剤は開発が困難で，抗菌剤に比べてまだ十分に開発されていない。主な抗ウイルス剤と有効なウイルスを表Ⅱ-7-16に示す。

表Ⅱ-7-14　全身投与可能な主な抗真菌剤と有効な真菌

	分類		作用機序	抗真菌剤	有効な真菌・真菌症
抗生物質	ポリエン系		細胞膜機能傷害	アムホテリシンB（注射）	アスペルギルス，カンジダ，クリプトコックス，スポロトリクス
	グリサン系		核酸合成阻害，微小管阻害，など	グリセオフィルビン（内服）	表在性真菌症
合成剤	フルオロピリミジン系		核酸合成阻害	フルシトシン（内服）	カンジダ，クリプトコックス
	アゾール系	イミダゾール系	細胞膜合成阻害	ミコナゾール（注射）ケトコナゾール（内服）	カンジダ
		トリアゾール系	細胞膜合成阻害	フルコナゾール（内服，注射）ホスフルコナゾール（注射）イトラコナゾール（内服）ボリコナゾール（内服，注射）	カンジダ，アスペルギルス，スポロトリクス
	キャンディン系		細胞壁合成阻害	ミカファンギン（注射）	アスペルギルス，カンジダ

表Ⅱ-7-15　主な抗原虫剤と有効な原虫

抗原虫剤	有効な原虫（真菌）
メトロニダゾール，チニダゾール	赤痢アメーバ，腟トリコモナス，ランブル鞭毛虫
スルファドキシン-ピリメサミン（SP合剤）	小型クリプトスポロジウム，トキソプラズマ，マラリア原虫，ニューモシスチス（真菌）
スルファメソキサゾール-トリメトプリム（ST合剤），ペンタミジン，アトバコン	ニューモシスチス（真菌）
キニーネ塩酸塩，プリマキン，メフロキン，アトバコン・プログアニル合剤，アルテメテル・ルメファントリン合剤	マラリア原虫

表Ⅱ-7-16　主な抗ウイルス剤と有効なウイルス

作用機序		抗ウイルス剤	有効なウイルス
脱殻阻害		アマンタジン	インフルエンザA型
ノイラミニダーゼ阻害		オセルタミビル，ザナミビル，ペラミビル，ラニナミビル	インフルエンザA，B型
エンドヌクレアーゼ阻害薬		バロキサビルマルボキシル	
DNAポリメラーゼ阻害	ヌクレオシド類似体	イドクスウリジン	単純ヘルペスウイルス
		ビダラビン，アシクロビル，バラシクロビル，ファムシクロビル	単純ヘルペスウイルス，水痘・帯状疱疹ウイルス
		ガンシクロビル，バルガンシクロビル	サイトメガロウイルス
	ピロリン酸類似体	ホスカルネット	サイトメガロウイルス
DNA合成阻害（アンチセンスオリゴヌクレオチド）		フォミビルセン	サイトメガロウイルス
ヘリカーゼ・プライマーゼ阻害		アメナメビル	水痘・帯状疱疹ウイルス
逆転写酵素阻害	核酸系（NRTI）	ジドブジン（＝アジドチミジン），ラミブジン，アバカビル，テノホビル，エムトリシタビン	ヒト免疫不全ウイルス（NRTI，NNRTI，PIの3種類を併用するカクテル療法）
	非核酸系（NNRTI）	ネビラピン，デラビルジン，エファビレンツ，エトラビリン，リルピビリン	
プロテアーゼ阻害剤（PI）		ネルフィナビル，ロピナビル・リトナビル，アタザナビル，ホスアンプレナビル，ダルナビル	
インテグラーゼ阻害剤		ラルテグラビル，ドルテグラビル	ヒト免疫不全ウイルス
侵入阻害剤（CCR5阻害剤）		マラビロク	ヒト免疫不全ウイルス
転写・RNA合成阻害		リバビリン	RSウイルス，C型肝炎ウイルス，ラッサウイルス，ハンタウイルス

NRTI；nucleoside/nucleotide reverse transcriptase inhibitor，NNRTI；non-nucleoside reverse transcriptase inhibitor

第1章 免疫学総論

1 免疫とは

　生体に侵入する細菌やウイルス，体内に生じた癌細胞，古くなった細胞などに対して，私たちはそれらを異物として認識し排除することで，個々の身体を護っている。その働きが免疫（immunity）であり，その仕組みを免疫系（免疫システム）という。

　一般に病原体（抗原）が生体に侵入すると，まず自然免疫系が対応し，その抗原情報を獲得免疫系に伝えて抗原特異的な免疫応答を起こし，結果として抗原が排除される。生まれながらに備わった防御機構を自然免疫という。それを担う細胞群には，マクロファージや好中球，樹状細胞などの貪食細胞のほか，ナチュラルキラー細胞（natural killer cell；NK 細胞）がある。これらの細胞は，病原体のタンパク質や脂質，核酸などの一定構造を認識するパターン認識レセプター（pattern-recognizing receptor；PRR）を介して病原体を処理する。主な PRR に，細菌やウイルスの病原体関連分子パターン（pathogen-associated molecular patterns；PAMPs）を認識する Toll 様レセプター（toll-like receptor；TLR）がある。TLR を介して自然免疫系細胞が刺激されると，種々のサイトカインが産生され，獲得免疫が始動する。自然免疫は獲得免疫の橋渡しとして働く。自然免疫では同じ抗原が再度侵入しても最初と同じ反応をするのに対して，獲得免疫では侵入した抗原に応じた特異的な抵抗力が獲得され，さらに同じ抗原の再度の侵入によって増強される（p. 79，第Ⅱ部第 7 章 2.感染における宿主と微生物の相互作用，および p. 145，第Ⅳ部第 1 章感染と生体防御参照）。

　本来，免疫とは，苦役や重税などから免れること（*im-munitas*）から転じ，感染（疫病）から免れることを意味している。ある伝染病から回復した後は再びその病気にかからない"免疫"となること（二度なし現象）が古くから知られている。感染に対する防御，癌に対する免疫監視機構や恒常性維持としての働きだけでなく，細胞や臓器移植の際に起こる拒絶反応，過剰な免疫応答による炎症や組織傷害としてのアレルギー，自己の身体の構成成分に向けられる自己免疫疾患など望ましくない免疫もある。

自然免疫記憶（trained innate immunity）
βグルカンや牛乳成分で単球マクロファージの TLR を24時間刺激（trained）して 5 日間放置後，同じ物質による刺激で TNF や IL-6 産生が最初に比べて高まり，ある程度の免疫記憶があることが近年報告されている（*Nutrients* 2018年）。

2 免疫を担当する器官と細胞

　免疫を担当する細胞は，血液細胞と同様，骨髄（bone marrow）の造血幹細胞に由来する。分化・増殖能を併せもつ造血幹細胞は，その自己複製能を失いながら多能性造血前駆細胞に分化が進む（図Ⅲ−1−1）。さらにリンパ球系前駆細胞から骨髄中で分化・成熟するB細胞（Bリンパ球）がつくられるとともに，前駆Tリンパ球がつくられる。前駆Tリンパ球は未熟な段階で骨髄を離れ，胸腺（thymus）に入ったあとにそこでT細胞（Tリンパ球）に分化・成熟する。また骨髄系前駆細胞からは，顆粒球・単球系前駆細胞や赤血球・血小板前駆細胞を経て，リンパ球を除く白血球（好酸球，好塩基球，好中球，単球）および赤血球，血小板に分化・成熟する。これらの過程には，インターロイキン（interleukin；IL）−3や顆粒球–単球コロニー刺激因子（granulocyte/monocyte-colony stimulating factor；GM−CSF），顆粒球–コロニー刺激因子（granulocyte-colony stimulating factor；G−CSF），マクロファージコロニー

インターロイキン
インターフェロン
（IFN），腫瘍壊死因子
（TNF）などとともに
サイトカインと称される糖タンパク（p.123,
サイトカインを参照）。

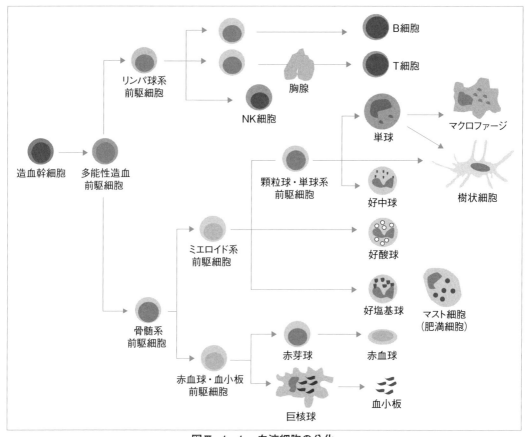

図Ⅲ−1−1　血液細胞の分化

刺激因子（macrophage-colony stimulating factor；M‐CSF），エリスロポエチンなどさまざまなサイトカイン（p.123，サイトカインを参照）が働く。循環血液中ではリンパ球の70〜85％をTリンパ球が占める。

　骨髄や胸腺のように，抗原の有無にかかわらず未成熟幹細胞を免疫細胞に分化・成熟させる器官を一次リンパ器官という。また脾臓やリンパ節などのように，セットアップされた成熟免疫細胞が侵入した抗原と出会い，抗原特異的な免疫応答を引き起こす器官を二次リンパ器官という。

（1）一次（中枢性）リンパ器官

　骨髄では，リンパ球系前駆細胞を，表面免疫グロブリン（surface immunoglobulin；sIgM）が発現したB細胞（sIgM B細胞）に分化させる。一部のリンパ球系前駆細胞は，骨髄を出たあと胸腺にたどり着き，そこで選択を経て成熟T細胞に分化する。

1）骨髄—B細胞の分化・成熟
　B細胞の分化・成熟の意義は，基本的には，抗原（異物）と結合するレセプターを発現する細胞となることにある。すなわち骨髄では，無数に近い種類の抗原（異物）に対応するためのそれぞれ異なったB細胞レセプター（B cell antigen receptor；BCR）を表面にもつ多種類のB細胞クローンがつくられる（図Ⅲ‐1‐2）。

　BCRは，基本的には免疫グロブリンM（IgM）サブユニットタンパク質であり，そのC末端側にある疎水性膜貫通部分で細胞膜に結合した構造をしている（図Ⅲ‐1‐3）。N末端側には可変領域（variable region；V領域）がある。この領域のアミノ酸配列にかかわる免疫グロブリン遺伝子の再編成（p.122，図Ⅲ‐1‐17を参照）によって多様性が生じ，多種類のBCR可変領域がつくられる。私たちの周りの無数ともいえる抗原に対して，いずれかのBCRが噛み合う（結合する）よう，多種類のB細胞クローンの一揃いがあらかじめ用意さ

マスト細胞（肥満細胞）
好塩基球は主に血流中に存在する。マスト細胞は前駆細胞のまま末梢血中に入り，組織で最終分化を迎える。いずれも細胞表面に高親和性IgE受容体FcεRIをもつが，別系統の細胞であるといわれている。"マスト"はギリシャ語で乳房を意味する。

クローン
単一細胞に由来する同じ細胞の集団。同一細胞集団。

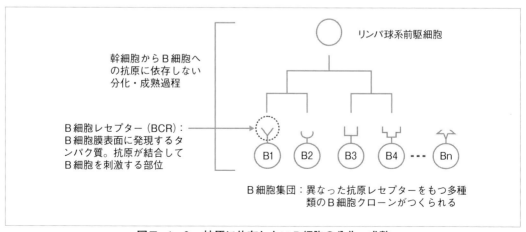

図Ⅲ‐1‐2　抗原に依存しないB細胞の分化・成熟

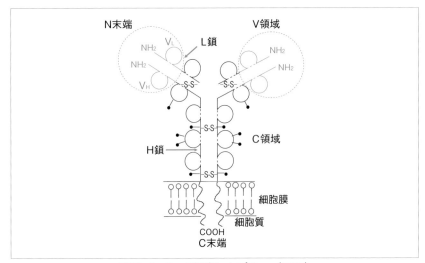

図Ⅲ-1-3　B細胞レセプター（BCR）

れる。また，B細胞へと分化が進むにつれて，細胞表面にMHCクラスⅡ分子があらわれ，BCRとともにB細胞の働きを調節するようになる。表面免疫グロブリンが発現したsIgM B細胞は骨髄を出たあと脾臓などに移行して成熟B細胞となってセットアップされ，抗原との出会いを待つ。

2）胸腺—T細胞の分化・成熟　　Tリンパ球系として方向づけられた前駆Tリンパ球は，骨髄から出て胸腺髄質と皮質の境界付近の血管を介して胸腺に入る（図Ⅲ-1-4）。その時点ではまだT細胞として特徴づける目印がなく，ダブルネガティブDN（CD 4^- CD 8^-）1細胞と呼ばれる。DN段階（DN 2〜4）からダブルポジティブDP（CD 4^+ CD 8^+）段階に進み，さらに「正の選択」および「負の選択」を経て，CD 4とCD 8どちらかしか発現しないシングルポジティブ（SP）段階へと成熟する。その結果，CD 4^+ T細胞とCD 8^+ T細胞の2種類のサブセットができる（図Ⅲ-1-4）。この図にはないが，さらに内在性制御性T細胞（naturally occurring regulatory T cells；nTreg）としてCD 4^+ CD 25^+ T細胞も胸腺内で分化する。T細胞の分化・成熟においてもB細胞の場合と同様に，抗原と結合するT細胞レセプター（T cell receptor；TCR）を形成する過程があるが，同時にCD 4抗原・CD 8抗原を発現する過程が進行する。

　a．T細胞レセプター（TCR）の発現：それぞれ異なったTCRを膜表面にもつ多種類のT細胞クローンがつくられる。

　①正の選択：DN（CD 4^- CD 8^-）1〜4細胞からDP細胞（CD 4^+ CD 8^+ CD 3^{low} TCR^{low}）に変化した未熟T細胞は，胸腺皮質において，まず上皮細胞膜MHC分子と噛み合う（合致する）TCRをもつT細胞クローンのみが生き延びる「正の選択」を受ける。そうでない細胞はアポトーシスなどにより死滅

CD抗原
CD（cluster of differentiation）抗原は細胞膜表面タンパク質である。細胞集団を分別するマーカーあるいは細胞機能や分化段階を特徴づけるマーカー，悪性腫瘍表面抗原の起源を知るマーカー，免疫機能指標として臨床的にも広く利用されている。CD 3はすべてのT細胞，CD 4はTh，CD 8はTcに発現している。現在，370種類以上のCD抗原に分類されている。

MHC分子
MHC遺伝子群（major histocompatibility complex，主要組織適合抗原遺伝子複合体）に基づいてつくられる細胞表面抗原分子。赤血球を除くすべての細胞表面には，一個体内で同じMHC分子が発現している。別の個体では異なるタイプのMHC分子が発現している。

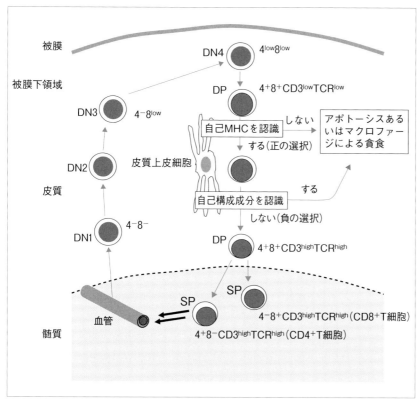

被膜

DN4　4^low8^low

被膜下領域

DP　4^+8^+CD3^lowTCR^low

DN3　4^-8^low

自己MHCを認識　しない　→　アポトーシスあるいはマクロファージによる貪食

皮質上皮細胞

する（正の選択）

DN2

自己構成成分を認識　する

皮質

しない（負の選択）

DN1　4^-8^-

DP　4^+8^+CD3^highTCR^high

SP

SP　4^-8^+CD3^highTCR^high（CD8^+T細胞）

血管

髄質

4^+8^-CD3^highTCR^high（CD4^+T細胞）

図Ⅲ-1-4　胸腺におけるT細胞の分化・成熟

する。この過程は，一個体内で自己の MHC 分子と合致する免疫細胞同士のみで免疫応答ネットワークを形成する「MHC 拘束性」をつくるうえで大切である。

②負の選択—自己反応性クローン消失：自己の MHC 分子と噛み合う TCR をもつ DP（CD 4^+ CD 8^+ CD 3^+ TCR^+）細胞のうち，MHC 分子以外の自己構成成分と強い親和性のある TCR をもつ T 細胞クローンは，マクロファージや樹状細胞によってこの段階で死滅—"自己反応性クローン消失"する。言い換えれば，自己構成成分と反応しない T 細胞だけが生き延びる「負の選択」を受ける。結果的に，微生物や癌細胞，アレルゲンなど外来の非自己抗原と反応する T 細胞クローンだけが生き延びて二次リンパ器官に送られる。

③T 細胞レセプター（TCR）：TCR には α，β，γ，δ の4種類のポリペプチド鎖の組合せからなる $\alpha\beta$ および $\gamma\delta$ 型 TCR があり，いずれかを発現して $\alpha\beta$ 型 T 細胞および $\gamma\delta$ 型 T 細胞と呼ばれる（図Ⅲ-1-5）。$\alpha\beta$ 型 T 細胞，$\gamma\delta$ 型 T 細胞は DN 3 段階で生じると考えられている。$\alpha\beta$ 型 T 細胞は抗原特異的免疫応答の主力をなす。血液中および末梢組織ではほとんどが $\alpha\beta$ 型 T 細胞で，$\gamma\delta$ 型は数%にすぎない。一方腸管上皮では，$\alpha\beta$ 型 T 細胞と $\gamma\delta$ 型 T 細胞がほぼ同数存在している。$\gamma\delta$ 型 T 細胞の多くは胸腺外で分化し，皮膚, 肺,

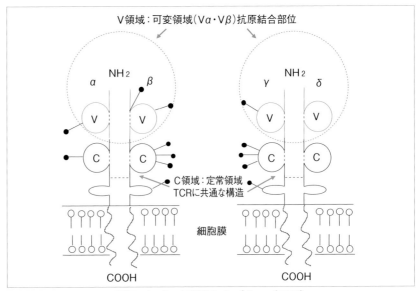

図Ⅲ-1-5　T細胞レセプター（TCR）

腸管などの上皮を通して侵入する微生物に対して非特異的に働いていると考えられている。TCR の胸腺内分化・成熟過程で，TCR Vαおよび Vβ遺伝子の再編成が起きることによって V 領域の多様性がつくられる。

　b．CD 4⁺ および CD 8⁺ T 細胞サブセットの生成：胸腺での T 細胞分化・成熟過程では，膜表面抗原 CD 3，CD 4，CD 8の発現も同時に進む（図Ⅲ-1-4）。CD 3は，T 細胞を特徴づけるマーカーでもある。前述した DN 細胞は，DP 細胞となり，さらに分化が進んで CD 8あるいは CD 4が消退して CD 4⁺ T 細胞（CD 4⁺ CD 8⁻ CD 3⁺ TCR⁺ T 細胞）と CD 8⁺ T 細胞（CD 4⁻ CD 8⁺ CD 3⁺ TCR⁺ T 細胞）の各 SP 細胞に成熟する。それらが髄質に移行し，nTreg 細胞とともに血管を介して胸腺を出る。こうして末梢に出ていく成熟 T 細胞は 5 ％程度である。末梢血中 CD 4⁺ T 細胞と CD 8⁺ T 細胞の比率は 2 〜 3 ： 1である。

（2）二次（末梢性）リンパ器官

　二次リンパ器官は，血管およびリンパ管系で一次リンパ器官と連絡している。成熟した CD 4⁺ および CD 8⁺ T 細胞は，胸腺を出て骨髄からの B 細胞や単球 / マクロファージとともに，ナイーヴ（naive）細胞として二次リンパ器官の脾臓やリンパ節，粘膜リンパ組織などに移行する。これらの細胞はそこで初めて抗原と出会い，抗原特異的な獲得（適応）免疫応答が引き起こされる。二次リンパ器官は，免疫応答を始動させる場といえる。CD 4⁺ と CD 8⁺ ナイーヴ T 細胞は，抗原提示を受けるとそれぞれさまざまなサイトカインの作用によって活性化され，エフェクター（effector）細胞としてのヘルパー T 細胞（helper T

ナイーヴ T 細胞
未だ抗原に遭遇したことのない T 細胞。

エフェクター T 細胞
一度抗原に遭遇して活性化された T 細胞。

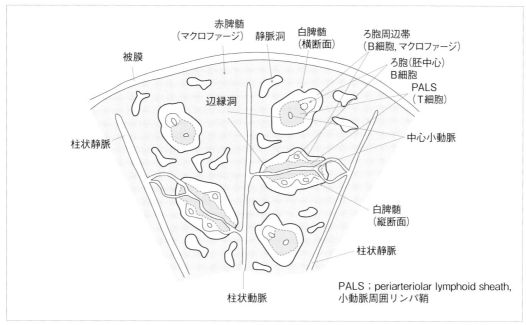

ろ胞周辺帯
（B細胞, マクロファージ）

ろ胞（胚中心）
B細胞

PALS
（T細胞）

中心小動脈

白脾髄
（縦断面）

柱状静脈

赤脾髄
（マクロファージ）

静脈洞

白脾髄
（横断面）

被膜

辺縁洞

柱状静脈

柱状動脈

PALS；periarteriolar lymphoid sheath,
小動脈周囲リンパ鞘

図Ⅲ-1-6　脾臓の構造（赤脾臓，白脾臓）

cell；Th細胞）や制御性T細胞（regulatory T cell；Treg細胞），細胞傷害性T細胞（cytotoxic T cell；Tc細胞）となる。CD 4は Th 1, Th 2, Th 17（p.116, 抗原提示細胞とT・B細胞協同作用を参照）および Treg 細胞のマーカーとなる。また CD 8は Tc 細胞のマーカーとなる。B細胞も免疫応答の過程で Th 細胞などからの補助を受けてエフェクター細胞である形質細胞〔plasma cell（プラズマ細胞）〕へ分化し，抗体を産生する。

1）脾臓とリンパ節

　a．脾臓の構造と働き：脾臓は，血行性に侵入した抗原を捉えて免疫応答を開始する二次リンパ器官として働く。脾髄は，主に白脾髄と赤脾髄からなる（図Ⅲ-1-6）。白脾髄は主にリンパ球からなる。白脾髄の中心小動脈の周囲にはT細胞が多く集まり，小動脈周囲リンパ鞘（periarteriolar lymphoid sheath；PALS）が形成される。PALSには樹状細胞も存在し，抗原（異物）を取り込んでT細胞に抗原提示する。B細胞はPALSに近接するリンパろ胞（follicle）に集まり，抗原などの刺激で活性化されると胚中心（germinal center）を形成する。ろ胞周辺帯（辺縁帯）には主にB細胞やマクロファージが存在する。赤脾髄には多数のマクロファージが集まり，ここで血液中の抗原をろ過する。脾門から入った動脈は柱状動脈となり，さらに白脾髄に囲まれた中心小動脈となる。血液細胞と抗原は，柱状動脈から辺縁洞やさらにろ胞に入ったのち，柱状静脈へと流れる。T細胞やB細胞はPALSやろ胞に集まり，抗原にて活性化されたのち，ろ胞周辺帯から赤脾髄の静脈洞に移行し，さらに柱状静脈へと

制御性T細胞（Treg）
Tregは，CD 4，CD 25, CTLA-4（cytotoxic T-lymphocyte-assoc'ated protein 4）陽性細胞で，IL-10などの抑制性サイトカインを産生することによって活性化T細胞の機能を抑制し，末梢の免疫寛容に働いている（p.107, T細胞の活性化と分化を参照）。

109

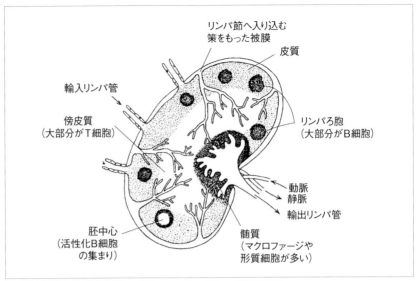

図Ⅲ-1-7　リンパ節の構造

(G. フェインバーグ，M. A. ジャクソン/宮本昭正監：免疫学の要点．p. 41，培風館，1990)

流れる。赤脾髄では一部造血も行われる。

　ｂ．リンパ節の構造と働き：リンパ節には，組織から細胞外液を集める脈管が集中する。輸入リンパ管は，リンパ液とともに抗原を末梢の感染巣組織からリンパ節へ運び，やがては血液循環へ合流していく。リンパ節は，皮質（皮質部周域と傍皮質）と髄質からなる。B細胞は，皮質部周域にあるリンパろ胞に局在し，T細胞は内側の傍皮質部に分布する（図Ⅲ-1-7）。マクロファージは，抗体を分泌する形質細胞とともに，髄質部に多くみられる。リンパろ胞には，胚中心をもつものがある。輸入リンパ管を通ってリンパ節に入った抗原は樹状細胞やマクロファージに捕捉され，それらの働きかけによってT細胞とB細胞が活性化されて胚中心が形成される。これらのリンパ球は皮質から髄質に移動し，リンパ節門にある輸出リンパ管を通ってリンパ節を離れる。その後，胸管を介して再び血管に入る。

　２）皮膚・粘膜リンパ組織　　外界に接する皮膚や粘膜は，微生物の侵入門戸でもある。その防御機構として，それらの組織には樹状細胞のランゲルハンス（Langerhans）細胞や$\gamma\delta$型T細胞が存在する。抗原を捕捉したランゲルハンス細胞は，局所で働くとともにリンパ管を通ってリンパ節に入り，そこで抗原をリンパ球に提示して獲得（適応）免疫応答を引き起こす。消化管，気道，生殖器などの粘膜リンパ組織〔咽頭部の扁桃，小腸パイエル板（Peyer's patch）など〕は，粘膜から侵入する抗原に対する二次リンパ器官として重要である。同時に$\gamma\delta$型T細胞のような一部のリンパ球を分化・成熟させる働きもある。胸腺外で分化した$\gamma\delta$型T細胞は，腸管粘膜上皮細胞の間に存在する上皮細胞間リンパ球（intraepithelial lymphocytes；IELs）の多くを占める。また

CD 4$^+$T 細胞より CD 8$^+$T 細胞の割合が高い特徴をもつ。

3　免疫応答

　一次リンパ器官にて成熟したT細胞，B細胞，マクロファージは，二次リンパ器官としての脾臓やリンパ節などに移行しセットアップされる。そこで抗原に出会うと，その抗原に対応するBCRをもつB細胞クローンが選択され，T細胞からの働きかけとともにそれ以後の抗原特異的な免疫応答が引き起こされる。その結果，抗原特異的な抗体や活性化リンパ球がつくられる。

（1）抗　原

　免疫応答を引き起こし，抗体や活性化リンパ球と結合して免疫反応を起こす物質を抗原（antigen）という。病原体としての細菌やウイルスをはじめ，動植物のタンパク質，脂質，多糖類，核酸などは抗原となりうる。

1）免疫原性と反応原性　　通常，抗原は，免疫応答を誘導する免疫原性と，できた抗体と反応（結合）する反応原性の両性質をもつ。免疫原性の条件として，①分子量が大きいこと（分子量5,000以下の物質は免疫原性がないか，あっても弱い），②免疫される動物個々にとって，その免疫系組織・細胞と接触したことのない成分（異物，非自己）であること，が必要である。免疫原性と反応原性の両性質をもつ抗原を，完全抗原という。また，免疫原性はないが反応原性をもつ抗原を，不完全抗原あるいはハプテン（hapten）という。ハプテンは，分子量1,000以下のペプチドや脂質，核酸など低分子化合物で，それ自体では免疫原性はない。タンパク質などのキャリアーに結合させて高分子量にすると，免疫原性をもつようになる。ニッケル金属やペニシリンなどに対するアレルギー反応が起きる要因でもある。

2）抗原決定基（エピトープ）　　抗原分子上で，抗原抗体反応の特異性を決定している最小構造単位を抗原決定基〔エピトープ（epitope）〕という。通常，タンパク質などの抗原分子は，分子表面にペプチドのような連続あるいは不連続な単位としてのエピトープを複数もつ。一方ハプテンは，1〜2個のエピトープをもつ。ある抗原を動物に免疫すると，その抗原分子の各エピトープに対応する抗原レセプターのBCRをもつB細胞が活性化され，免疫応答の結果，各エピトープに対するモノクローナル抗体（monoclonal antibody；MAb）が同時につくられる（図Ⅲ-1-8）。それらが混在したものをポリクローナル抗体（polyclonal antibody）といい，抗原に対する抗体として血清中に存在する。モノクローナル抗体は1つのエピトープとのみ反応する性質から，高い抗原特異性があるといえる。

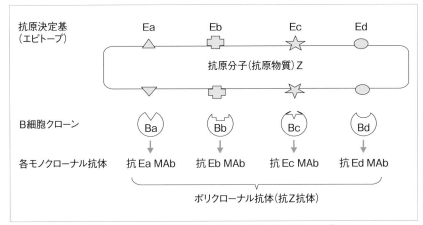

図Ⅲ-1-8　抗原分子と抗原決定基（エピトープ）

表Ⅲ-1-1　免疫される動物種との類縁関係による抗原の分類

異種抗原	他種の動物に免疫応答を起こしうる抗原。通常取り扱われている抗原
同種同系（型）抗原	同種属のなかですべての個体に備わっている種特異抗原。したがって同種間では異物（抗原）とならない
同種異系（型）抗原	アロ抗原（allo antigen）ともいわれる。同種属における1つの個体と別の個体との違い。ヒト血液型（A, B, O, AB型など），ヒト主要組織適合抗原（HLA抗原）
自己抗原	自己の構成成分。DNA，サイログロブリン，IgGなど。通常，これに対する免疫応答は起きない。自己免疫疾患でこれらに対する抗体（自己抗体）がみられる

3）抗原の分類

a．物質に基づく抗原の分類：自然界の多くの抗原は，Th細胞の補助があってはじめてB細胞で抗体をつくらせることができる胸腺依存性抗原（thymus-dependent antigen：TD antigen）である。しかし一部の抗原は，Th細胞の補助がなくてもB細胞が抗体をつくれる胸腺非依存性抗原（thymus-independent antigen；TI antigen）である。高分子タンパク質の多くはTD抗原である。血清タンパク質，酵素，外毒素，細胞膜表面抗原タンパク質がある。免疫原性は高い。一方，細菌多糖体のいくつかはTI抗原として働く。リポ多糖体（lipopolysaccharide；LPS）の糖鎖部分はO抗原として血清型分類に利用される。免疫原性は弱い。

b．種に基づく分類：免疫される動物種と抗原物質との類縁関係によって，表Ⅲ-1-1のように分類される。

（2）抗原提示細胞としての樹状細胞とマクロファージ，B細胞

抗原を取り込み，MHC分子（p. 135, 移植免疫参照）を介してT細胞に提示し獲得免疫応答を誘導する細胞を，抗原提示細胞（antigen presenting cell；APC）という。樹状細胞（dendritic cell；DC），マクロファージ，B細胞がある。

抗体医薬品
モノクローナル抗体を使った抗体医薬品にはヒト上皮増殖因子レセプター2型（HER2）に結合して乳癌細胞の増殖を抑えるトラスツズマブやインターロイキン6（IL-6）レセプターに結合して関節リウマチの炎症症状を抑えるトシリズマブ，癌細胞の作用点であるPD-1に結合してT細胞ブレーキの解除に働くニボルマブなどがある。

　樹状細胞（DC）は，発生学的にはマクロファージと同じ骨髄系前駆細胞由来と考えられている（図Ⅲ-1-1）。リンパ組織や消化管，気道粘膜下などあらゆる組織に存在している。皮質基底層にあるランゲルハンス細胞も DC の1つである。未熟型 DC は食作用を示すが，刺激されて成熟型になると食作用が減弱する一方，CD 4$^+$や CD 8$^+$ナイーヴ T 細胞への抗原提示能が高まり獲得免疫の誘導に働く。マクロファージは，細菌やウイルスなどの抗原を認識，貪食（phagocytosis）して抗原提示するが，補助刺激分子の発現が低いためナイーヴ T 細胞への活性化は弱い。ヘルパー T 細胞やキラー T 細胞など局所に遊走してきたエフェクター T 細胞を再度活性化する。血液中では単球と呼ばれ，血管外から各組織で成熟してマクロファージとなる。肝臓ではクッパー（Kupffer）細胞，脳では支持細胞としてのミクログリア細胞，肺では肺胞マクロファージと呼ばれる。B 細胞も抗原提示能をもつ。樹状細胞やマクロファージは，微生物成分パターンを TLR で認識して貪食するのに対して，B 細胞は，膜表面の B 細胞レセプター（BCR）に結合する抗原を飲作用（pinocytosis）によって取り込む。

（3）樹状細胞（MHC分子）による抗原提示

　私たちの身体を構成するすべての細胞には，赤血球を除いて MHC クラス I 分子がある（p. 135, 移植免疫参照）。樹状細胞などの抗原提示細胞には，この他 MHC クラス II 分子がある。

　細胞質内で合成された感染細菌やウイルス由来のタンパク質や自己タンパク質などの内在性抗原に対しては，MHC クラス I 分子を介する経路が働く（図Ⅲ-1-9　A）。タンパク質分解機構としての細胞内プロテアソームによって生じた抗原ペプチドは小胞体へ輸送され，MHC クラス I 分子に結合して細胞膜上に表出する。一方細菌や寄生虫，毒素など大部分の外来性抗原に対しては，MHC クラス II 分子を介する経路が働く（図Ⅲ-1-9　B）。樹状細胞など抗原提示細胞がそれらをエンドソーム内に取り込んだのちリソソームが融合してタンパク質を分解する。生じた抗原ペプチドは小胞体内の MHC クラス II 分子と結合して細胞膜上に表出する。B 細胞は BCR に結合する病原体抗原を取り込み，MHC クラス II 分子とともに表出してヘルパー T 細胞に提示する。

（4）MHC分子を介するT細胞の活性化

　MHC 分子による抗原提示には，樹状細胞によりナイーヴ T 細胞をエフェクター T 細胞へ活性化する場合と，一度活性化されたエフェクター T 細胞が，抗原を提示しているマクロファージや B 細胞により再度活性化する場合がある。ナイーヴ T 細胞の活性化には補助刺激分子としての CD 80 /CD 86（B 7）からの信号が必要で，それを高発現している成熟型 DC が効率的に行う。

M 1 マクロファージと M 2 マクロファージ
マクロファージには少なくとも2種類あるとされる。M 1 マクロファージは，TNFαや IL-1，IL-6 といった炎症性サイトカインを産生することで病原体排除や炎症に働く。M 2 マクロファージは，IL-10 や TGFβ など抗炎症性サイトカインを産生して Th 1 細胞による免疫抑制や炎症抑制性に作用する。

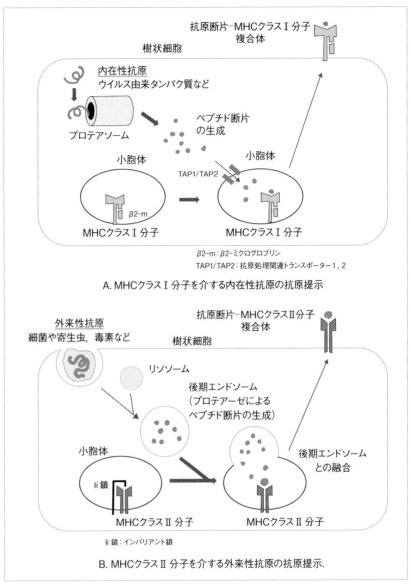

β2-m：β2-ミクログロブリン
TAP1/TAP2：抗原処理関連トランスポーター1, 2

A. MHCクラスⅠ分子を介する内在性抗原の抗原提示

Ii 鎖：インバリアント鎖

B. MHCクラスⅡ分子を介する外来性抗原の抗原提示.

図Ⅲ-1-9　樹状細胞による抗原提示

抗体依存性細胞介在性
細胞傷害（antibody-
dependent cell-me-
diated cytotoxicity；
ADCC）
NK 細胞やマクロファ
ージ，顆粒球は Fc レ
セプターを介して，抗
体に覆われた標的細胞
を殺す働きがある。パ
ーフォリンが関与す
る。NK 細胞など，T・
B 細胞マーカーをもた
ない リンパ球で
ADCC 活性をもつ細
胞群をK細胞と呼ぶこ
ともある。

1）MHC クラスⅠ分子を介する CD 8⁺ナイーヴ T 細胞の活性化

樹状細胞膜上に表出した抗原断片−MHC クラスⅠ分子複合体は，それと噛み合う CD 8⁺ナイーヴ T 細胞の TCR および CD 8に結合し，CD 3を介してシグナル伝達される。その際補助刺激分子 CD 80 /CD 86（B 7）と T 細胞表面の CD 28との結合が第 2 のシグナルとなって，エフェクター細胞としてのキラー（細胞傷害性）T 細胞（Tc 細胞）［cytotoxic T lymphocyte；CTL ともいう］へ活性化される（図Ⅲ-1-10 A）。一部の樹状細胞（CD 8 α 分子を発現する樹状細胞）は，癌細胞やウイルス感染細胞などの外来性抗原を取り込み，それら

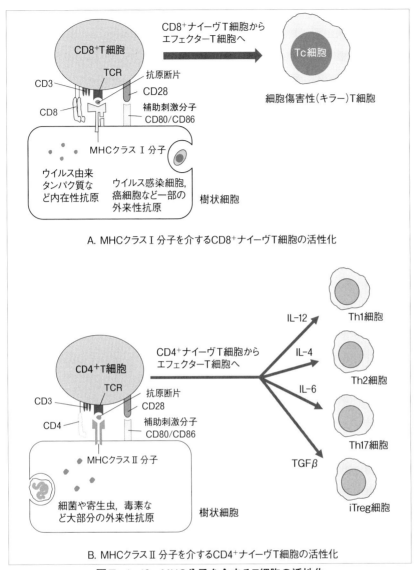

A. MHCクラスⅠ分子を介するCD8⁺ナイーヴT細胞の活性化

B. MHCクラスⅡ分子を介するCD4⁺ナイーヴT細胞の活性化

図Ⅲ‐1‐10　MHC分子を介するT細胞の活性化

をMHCクラスⅠ分子上に提示することができる（クロスプレゼンテーションと呼ばれる）。この抗原提示の仕方は，ウイルス感染細胞や補助刺激分子を発現していない癌細胞に対するCD8⁺キラーT細胞を誘導するうえで重要である。

2 ）MHCクラスⅡ分子を介するCD4⁺ナイーヴT細胞の活性化　樹状細胞膜上に表出した抗原断片‐MHCクラスⅡ分子複合体は，それと噛み合うCD4⁺ナイーヴT細胞のTCRおよびCD4に結合し，CD3を介してシグナルが伝達される。その際補助刺激分子CD80/CD86（B7）とCD28との結合が第2のシグナルとなって，エフェクター細胞としてのヘルパーT細胞（Th細胞）へ活性化される（図Ⅲ‐1‐10 B）。さらにマクロファージがつくるIL‐12やIL‐4などによってTh1およびTh2細胞など少なくとも4種類のエフェク

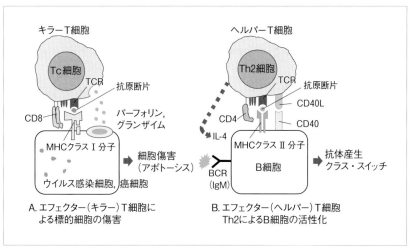

図Ⅲ-1-11　エフェクターT細胞による細胞傷害（A）およびB細胞の活性化

ターT細胞へ分化する。

（5）エフェクターT細胞の働き

　樹状細胞により活性化されて生じたエフェクターT細胞は，抗原を提示している細胞と出会うことで，さまざまな機能を発揮する。

　キラーT細胞（Tc細胞）が標的細胞を攻撃する際は，補助刺激分子の発現は不要となる。Tc細胞のTCRは抗原を認識し，さらにCD 8が標的細胞上のMHCクラスⅠ分子と結合して活性化され，パーフォリンやグランザイムを放出して標的細胞を破壊する（図Ⅲ-1-11 A）。

　ヘルパーTh 2細胞は，リンパ節や脾臓で同じ抗原を取り込んだB細胞と出会い，抗原断片-MHCクラスⅡ分子とTh 2細胞のTCR，CD 4との結合によってB細胞を活性化する。さらにTh 2細胞上のCD 40リガンド（CD 40 L）分子とB細胞表面上のCD 40との相互作用およびTh 2細胞から分泌されるIL-4，IL-5，IL-6などのサイトカインにより，B細胞はIgM型からクラス・スイッチを経てIgGやIgA，IgE抗体を産生する抗体産生細胞（形質細胞）へ誘導される（図Ⅲ-1-11 B）。活性化し増殖したB細胞の一部は記憶細胞（memory cell）として残り，同抗原の刺激による二次免疫応答時速やかに抗体産生細胞となる。

（6）抗原提示細胞とT・B細胞協同作用

　単球／マクロファージからはIL-1が産生され，Th 1細胞からのIL-2産生を促す。樹状細胞からはIL-12やインターフェロン（interferon；IFN）γが産生され，Th 1細胞やNK細胞を活性化する（図Ⅲ-1-12）。Th 1細胞は，自身がつくるIL-2によっても促進される（autocrine）。そのIL-2はNK細胞

パーフォリン
補体成分C 9と類似して，細胞膜に穴をあける。70 kDaの糖タンパク質で，Tc細胞やNK細胞でみられる。

116

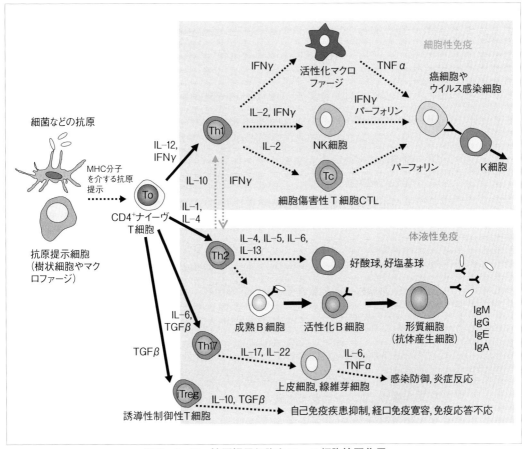

図Ⅲ-1-12　抗原提示細胞と T・B 細胞協同作用

を活性化するとともに，Tc 細胞に作用して細胞傷害活性を促す（paracrine）。IFN γ は，逆に Th 2 の活性化を抑制して Th 1 細胞の応答を優位にする。IL-12 は，NK 細胞の活性化に続いて IFN γ 産生と感染細胞の傷害を促す。このように Th 1 細胞が優位になると，結果として細胞性免疫が増強される。

　一方 Th 2 細胞への活性化は，主に IL-1，IL-4 によって促進される。活性化した Th 2 細胞がつくる IL-4，IL-5，IL-6 は，B 細胞に作用して IgG や IgE 抗体産生を促す。特に IL-4 は，B 細胞を活性化させてクラス・スイッチを誘導する。また IL-5 は B 細胞を抗体産生細胞へ分化させる。IL-4 と IL-10 は Th 2 細胞自身の活性化を促進するとともに Th 1 細胞の活性化を抑制する。その結果，体液性免疫応答が優位になる。IL-4，IL-5 はまた，マスト細胞の活性化，好酸球の遊走も促す。IL-13 は B 細胞の IgE 産生を誘導し，喘息のエフェクター分子としても作用する。Th 17 細胞へは，IL-6 と TGF β によって誘導される。Th 17 細胞は，IL-17，IL-21，IL-22 などを放出して好中球の遊走を促進し，細胞外寄生性細菌の排除に働くとともに自己免疫疾患における炎症に重要な役割を果たす。また TGF β の存在下，抗原刺激

により末梢血中のナイーヴT細胞から誘導性制御性T細胞（inductive regulatory T cells：iTreg細胞）が誘導され，胸腺内で生じる内在性制御性T（nTreg）細胞と同様免疫寛容に働くとともに，自己免疫疾患やアレルギー，腫瘍免疫などに抑制的に働く。

　生体内では，通常Th 1細胞とTh 2細胞両方の反応が混在して起こるが，特定の抗原刺激に対してTh 1細胞応答が優位となるかTh 2が優位となるかは，個々の遺伝的な素因のほか抗原の性状や侵入経路によって決まる。たとえば，細菌細胞壁成分のLPSは，マクロファージTLR 4に作用してIL－1の産生を促し，細菌抗原に対しTh 2細胞依存性の抗体応答を促進する。またIL－12の産生を促進して，Th 1細胞依存性の免疫応答を増強する。一方，ウイルスやリステリア菌（*Listeria*）や結核菌（*Mycobacterium tuberculosis*）などの細胞内寄生性細菌感染では，TLR 2への作用を介して，より選択的に樹状細胞やマクロファージのIL－12産生を促進し細胞性免疫応答が優位となる（p. 149, Th1細胞による細胞性免疫活性化参照）。

（7）粘膜免疫と分泌型IgA抗体産生

　ヒト消化管粘膜面はおよそ400 m²を超える広さであり，成人の皮膚表面積が1.8 m²とすると少なくとも200倍にも及ぶ。消化管をはじめ鼻腔，気道，泌尿生殖器，眼などの粘膜組織では薄い上皮細胞で外界に接していることから，異物や細菌・ウイルスの侵入を受けやすい領域となっている。この，粘膜での特異的生体防御を粘膜免疫という（図Ⅲ－1 –13）。粘膜免疫の主力は分泌型IgA（secretory IgA：S－IgA）抗体応答で，免疫組織としての消化管，気道，鼻腔粘膜は，IgA抗体産生などを通じて相互に関連して働く。これら粘膜におけるリンパ組織は，粘膜関連リンパ組織（mucosa-associated lymphoid tissue：MALT）と総称され，腸管および気道粘膜に付属するリンパ組織は，それぞれ腸管関連リンパ組織（gut-associated lymphoid tissue：GALT），気道関連リンパ組織（bronchus-associated lymphoid tissue：BALT）と呼ばれる。S－IgA抗体は，粘膜での感染防御あるいはアレルギー発症抑制に働く。粘膜免疫組織は，解剖学的・機能的な面から免疫誘導組織と免疫実効組織に分けられる（図Ⅲ－1 –13）。

1 ）免疫誘導組織と免疫実効組織　　腸管免疫誘導組織にはパイエル板がある。パイエル板は，ろ胞関連上皮（follicle-associated epithelium：FAE）で覆われている。腸管管腔を通る外来抗原はFAEに存在するM細胞と呼ばれる特殊な細胞から取り込まれ，パイエル板のリンパ球を活性化して特異的免疫応答を誘導する。抗原感作されたB細胞は，CD 4⁺T細胞が産生するIL－4やTGFβによりクラス・スイッチを受けてIgA⁺B細胞となる。IgA⁺B細胞は，リンパ管から腸間膜リンパ節，胸管・血液循環を経て各部位の高内皮細静脈

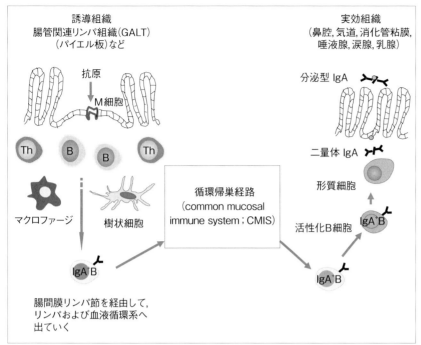

図Ⅲ-1-13　粘膜免疫と分泌型IgA抗体産生

（high endothelial venule；HEV）を介して各免疫実効組織の粘膜固有層（lamina propria；LP）に帰巣〔ホーミング（homing）〕する（図Ⅲ-1-13）。一部は腸管 LP に戻り，そこで最終的な IgA 形質細胞となる。つくられた二量体 IgA は，さらに上皮細胞上の分泌成分（secretory component；SC）に捕捉されて粘膜表層から腸管腔へ S-IgA 抗体として分泌される。1 日につくられる IgA 抗体量は 40 mg/kg とされる。IgG 抗体の 30 mg/kg よりも多い。

（8）抗　体

　抗原刺激に伴う樹状細胞やマクロファージ，T細胞との協同作用によってB細胞は形質細胞へ分化して抗体（antibody）を産生する。抗体は，通常生体内に侵入した抗原と結合して抗原の病原性を無害にし，その排除に働く。血液中の抗体の多くは，血清ガンマ（gamma）グロブリン分画にみられることから免疫グロブリン（immunoglobulin；Ig）と呼ばれる。免疫後 5 日目頃から IgM 抗体が出現し始め，やや遅れて IgG 抗体が出現し，2 ～ 3 週後に最高値となる（一次免疫応答）（図Ⅲ-1-14）。抗原刺激を受けたB細胞とT細胞の一部は免疫記憶細胞となって，二次免疫応答に備える。一次免疫と同じ抗原による刺激を受けると，生体は一次免疫より強い免疫応答が起きる。IgG 抗体がすばやく出現し，しかも高い抗体量を長期間持続する。この反応を二次免疫応答という。初回の予防接種後，一定の間隔をおいて追加免疫をするのはこの原

リンパ球ホーミング（再循環）

パイエル板をはじめとする腸管系リンパ組織から出ていったリンパ球は再び同じリンパ組織に戻る。他の末梢リンパ節から出ていったリンパ球は再び末梢リンパ節に戻る。この現象をリンパ球ホーミングと呼ぶ。

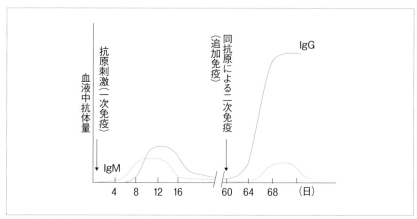

図Ⅲ-1-14　一次および二次免疫応答における抗体産

理に基づく。同抗原の再投与でも IgM 抗体は産生されるが，これは最初の抗原投与で刺激されなかったB細胞クローンの一次免疫応答によるものである。

１）抗体の化学構造と機能　　IgG 抗体は，基本的には分子量約50,000〜65,000（440個のアミノ酸）のH鎖と分子量約25,000（220個のアミノ酸）のL鎖の長短各２本がそれぞれ−S−S−（ジスルフィド）結合した構造をしている（図Ⅲ-1-15）。個々の抗体分子の構造は，形質細胞の前身であるB細胞のBCR に由来している。機能的には，可変領域（variable region；V 領域）とそれ以外の定常領域（constant region；C 領域）からなる。可変領域のアミノ酸配列は個々の抗体分子間で大きく異なる。可変領域は抗原結合部として働く。一方，定常領域は個々の抗体分子を通じて一定の構造をしている。しかしH鎖定常領域は μ鎖，γ鎖，α鎖，ε鎖，δ鎖と呼ばれる５種類の構造の違い

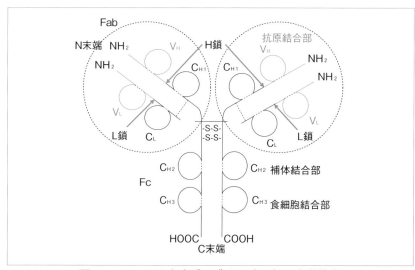

図Ⅲ-1-15　ヒト免疫グロブリン（IgG）の化学構造

がある。その違いによって，免疫グロブリンは IgM，IgG，IgA，IgE，IgD
の5つのクラスに大別され，生物学的特徴も異なる（図Ⅲ-1-16，表Ⅲ-1-2，
p. 148，特異抗体による感染防御参照）。また可変領域抗原結合部を含むH鎖と
L鎖が対になった部分を Fab（fragment, antigen-binding），それ以外のC末
端側を Fc（fragment, crystallizable）と呼ぶ。Fc には補体結合部や食細胞結
合部がある。

　抗原と抗体との結合は，鍵と鍵穴の関係のように，抗原分子のエピトープと
抗体分子のV領域の立体構造が合致して生じる。その結合は，抗原・抗体分子

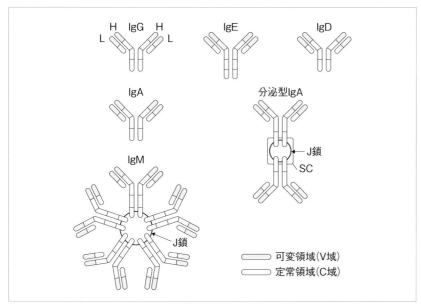

図Ⅲ-1-16　免疫グロブリン・クラスの基本構造
（狩野恭一：免疫学の時代—自己と外界認識ネットワーク，p.32，中公新書，1990）

表Ⅲ-1-2　免疫グロブリンの種類と性質・機能

クラス	分子量	血清中濃度 (mg/100mL)	性質・機能
IgG	15万	800〜1,600 70〜80%	胎盤通過性，補体結合性，凝集反応，中和反応，オプソニン作用
分泌型 IgA	40万	〜10（唾液） 〜450（初乳）	二量体，分泌型（鼻粘膜，気管支，小腸粘膜，乳腺），局所免疫
血清型 IgA	17万	150〜400 15〜20%	一量体
IgM	95万	50〜200 10%	免疫初期，五量体，正常同種抗体，寒冷凝集素，リウマチ因子，凝集反応，沈降反応，オプソニン作用，補体結合性
IgD	18万	0.3〜40 ＜1%	B細胞表面，作用不明
IgE	20万	0.01〜0.1 ＜1%	マスト（肥満）細胞に結合，Ⅰ型アレルギーに関与，寄生虫感染防御

間の水素結合やクーロンの静電気力などの非共有結合による。共有結合に比べ，その結合力は弱い。抗原の形状・種類によって，凝集反応，沈降反応，溶解反応，毒素・ウイルス中和反応がある。抗原抗体反応は試験管内でも起こすことができる。

２）抗体の多様性と免疫グロブリンのクラス・スイッチ　　B細胞は形質細胞へ分化する過程で，最初はIgM抗体クラスを産生するが，ついでIgGやIgAあるいはIgE抗体を産生するようになる。このようにB細胞が産生する免疫グロブリンのクラス（アイソタイプ）を転換することをクラス・スイッチと呼ぶ。免疫グロブリンのクラス・スイッチにもTh2細胞からのサイトカインの刺激が必要になる。IgGやIgEへのクラス・スイッチはIL-4，IL-13によって，またIgAへのクラス・スイッチはTGFβによって誘導される。

　抗体のH鎖可変領域を決定する遺伝子は，Ｖ領域遺伝子，Ｄ領域遺伝子，Ｊ領域遺伝子の３グループに分けられる。「遺伝子の再編成」によって，３つの領域から無作為に１つずつ選び出された遺伝子の組合せができ，膨大な種類の抗体タンパクがつくられる（図Ⅲ-1-17）。マウスでは，それぞれに100種以上，10種，４種の遺伝子が属しているとされている。各々から１つずつ選んで組み合わされると4,000種類の遺伝子ができる。同様にL鎖可変部を決定する遺伝子は，Ｖ領域に属す300種の遺伝子とＪ領域に属す４種の遺伝子の組合せから，1,200種類できることになり，H鎖とL鎖両鎖との組合せは，約 5×10^6 種類に

凝集反応
細菌や赤血球のような粒子状抗原に特異抗体を加えると，粒子状抗原は互いに結びついて集塊ができる。

沈降反応
タンパク質のような可溶性抗原が液体中で抗体と結合すると，不溶性の結合物が生じて液体が白濁する。さらに進むと沈殿物が下に沈む。

溶解反応
赤血球や細菌など有形の細胞に対応する抗体が結合し，さらに補体が活性化されて溶解する。

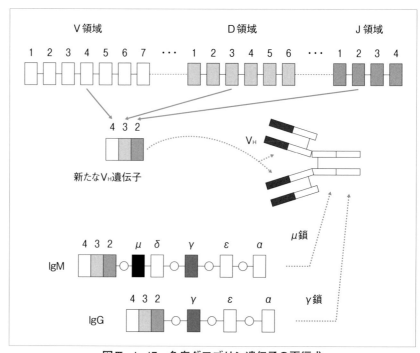

図Ⅲ-1-17　免疫グロブリン遺伝子の再編成

なる。こうして抗体可変領域の多様性がつくられる。

　H鎖定常領域でも遺伝子の再編成が起きる（図Ⅲ-1-17）。IgM抗体H鎖が
つくられるためには，再編成が終了した可変領域の遺伝子に続いてIgMクラ
スのH鎖（μ鎖）定常領域遺伝子がつながる必要がある。その後IgG抗体が
つくられるには可変領域遺伝子の次にIgGクラスのH鎖（γ鎖）定常領域遺
伝子がつながった遺伝子が必要になる。この遺伝子の再編成によってIgMか
らIgGへのクラス・スイッチが起きる。

（9）免疫学的記憶

　一次免疫応答において，抗原刺激やT細胞による補助を受けてB細胞は増殖・
分化し，抗体産生細胞となったあとはいずれ死滅するが，IgG産生へクラス・
スイッチしたB細胞の一部はそのまま長寿命の記憶細胞として残る。したがっ
て二次免疫応答では最初からIgGクラス抗体がつくられる。T細胞も，一部
は記憶T細胞として体内に残存するが寿命は定かではない。記憶CD4$^+$T細
胞は，活性化エフェクターT細胞表面の特徴をもつが，標的細胞に対して働く
には再感作が必要となる。

4　液性因子

（1）サイトカイン

　サイトカイン（cytokine）とは，さまざまな細胞からつくられ，自らの細胞
あるいは他の細胞に作用する液性因子のことで，多くは分子量1万〜3万の糖
タンパク質である。微量で1つのサイトカインが多様な働きをする。サイトカ
インの多くは，短寿命で，互いに近接した2つの細胞間でも有効に働く。異なっ
た細胞種にまたがって作用し，また異なったサイトカインが同じ活性を示すこ
ともある。免疫応答は，抗原とそのレセプターを介する刺激だけでなく，免疫
細胞や線維芽細胞，上皮細胞などがつくるさまざまな液性因子を介する細胞間
シグナル伝達によって成り立つ。また造血前駆細胞の分化・成熟の過程におい
ても液性因子が作用する。免疫系では，さまざまな細胞がつくるサイトカイン
が種々の細胞膜上のサイトカインレセプターに結合し作用するサイトカイン
ネットワークを形成して，活性化や抑制の調節を受ける。免疫系で中心的な働
きをするサイトカインはインターロイキン（interleukin：IL）である。他に抗
ウイルス作用をもつインターフェロン（interferon：IFN），腫瘍壊死因子（tumor
necrosis factor：TNF），トランスフォーミング増殖因子（transforming
growth factor β；TGF β），コロニー刺激因子（colony stimulating factor；
CSF）などがある（表Ⅲ-1-3）。

サイトカインネットワーク
多数のサイトカインが
複数の細胞の機能を互
いに活性化したり，抑
制したりする仕組みの
こと。

表Ⅲ-1-3　主なサイトカインとその働き

サイトカイン	産生細胞	作用
幹細胞因子（stem cell factor；SCF）	骨髄間質細胞	血液幹細胞の再生
GM-CSF，IL-3，G-CSF，M-CSF	骨髄間質細胞，活性化T細胞	血液幹細胞の分化・増殖，活性化
IL-3，エリスロポエチン	骨髄間質細胞	赤血球の分化
IL-7	骨髄間質細胞	リンパ球の初期段階での分化
IL-1，IL-12，TNFα	マクロファージ，血管内皮細胞	成熟リンパ球，貪食細胞の活性化
IFNγ，IL-2，IL-4，IL-5，IL-6，IL-10	活性化T細胞	Th細胞やTc細胞，B細胞の分化・増殖，活性化あるいは抑制
IFNγ，IL-6，TNFβ	T細胞	貪食細胞の活性化
IL-18	活性化マクロファージ	Th1，NK細胞のIFNγ産生誘導
IFNα，IFNβ	白血球，線維芽細胞	抗ウイルス作用，MHCクラスⅠ発現

（2）補　体

補体（complement）は，抗体の働きを補う物質として発見された経緯から名づけられた。11の血清タンパク質成分（C1q，C1r，C1s，C2〜C9）と2つの制御因子（D因子，B因子）からなる。補体の働きは，自然免疫と獲得免疫の両方に関係する。生体では活性のない前駆体として存在し，抗原抗体反応がきっかけで限定分解を受けて活性型となる。補体には，細胞膜を傷害して溶菌や溶血，細胞融解を起こす働きと，細菌などの異物に補体断片を付着させ貪食細胞による貪食作用を促進するオプソニンとしての働きがある。補体成分の大部分は肝臓の実質細胞でつくられる。

1）補体活性化経路　補体の活性化には，抗体に依存する古典経路と抗体に依存しない第二経路（補体副経路），細菌糖鎖構造が関与するレクチン経路がある（図Ⅲ-1-18）。

　a. 古典経路：抗原（細菌や異種赤血球など）が結合して立体構造が変化したIgG抗体の2分子あるいはIgM抗体の1分子の各Fc部に，補体第1成分C1q，C1r，C1sがCa^{2+}の存在下で結合し，酵素活性が生じる。それによりC4，C2が限定分解され，できたC4bはMg^{2+}の存在下C2aと結合して，C3転換酵素活性をもつC4b2aとなる。さらにC3より生じたC3bは，C4b2aに結合してC4b2a3b（C5転換酵素）として働く。一般に，"a"は"b"よりも分子量が小さいことを示す。

　b. 第二経路（補体副経路）：細菌細胞壁リポ多糖体（LPS）などの活性化物質によって直接C3が活性化されてC3bとなる。Mg^{2+}存在下，これに結合したB因子が，D因子によって分解されてC3転換酵素活性をもつC3bBbがつくられる。C3bBbは，さらにC3分解を促し，C5転換酵素活性をもつC3bBbC3bとなる。

　c. レクチン経路：第二経路とともに自然免疫に働き，獲得免疫が働くまで

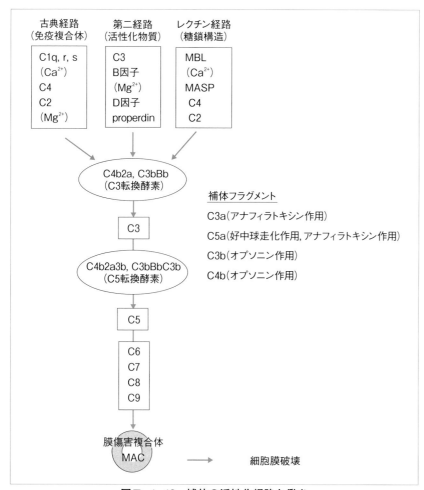

図Ⅲ-1-18　補体の活性化経路と働き

の感染初期における防御機構として働く。血清中に存在するマンノース結合レクチン（mannose binding lectin；MBL）が微生物多糖体などのマンノース残基と複合体を形成し，これが，酵素前駆体（MBL-associated serine protease：MASP）を活性化して，C2，C4を分解し，古典経路と同様の活性化経路をたどる。

　d．共通経路：各経路によってつくられたC5転換酵素はC5に作用し，連鎖反応式にC6，C7，C8の順にC9まで活性化されて，C5b678とC9重合体からなる膜傷害複合体（membrane attack complex：MAC）を形成する。MACは，異物としての細菌や異種赤血球膜，異常細胞に結合して孔をあけることにより，それらを破壊（溶菌，溶血，細胞溶解）する。

　活性化で生じる補体フラグメントのうち，C3a，C5aはマスト（肥満）細胞上のレセプター（C3aR，C5aR）に結合し，アナフィラトキシンとしての活性を示す。C5aはまた，好中球を炎症局所に集める走化因子として働く。C3bや

C4b はオプソニンとして働く。C3b と結合する補体レセプターCR1 は貪食細胞や赤血球など各種の細胞膜上にある。C3b，C4b の付着した異物が補体レセプターを介してこれらの細胞に接着することによって異物の排除が増強される。

2）血清補体価と疾患　全身性エリテマトーデス（systemic lupus erythematosus：SLE）や溶血性レンサ球菌感染における急性糸球体腎炎，急性および慢性肝炎，肝硬変では C3，C4 あるいは C5 が低下する。逆に急性細菌性感染症などの炎症においては B 因子，C3，C9 が増加する。

参考文献

＊中島泉，高橋利忠，吉開泰信：シンプル免疫学　改訂第 5 版．南江堂，2017

＊宮坂信之，鳥山一，浅川英男他／編：新版　臨床免疫学　第 2 版，講談社サイエンティフィク，2014

＊窪田哲郎，加藤亮二，藤田清貴ほか編著：最新臨床検査学講座　免疫検査学　第 1 版．医歯薬出版，2017

＊谷口克監：標準免疫学　第 3 版．医学書院，2013

＊河本宏：もっとよくわかる！　免疫学．羊土社，2011

第Ⅲ部　免疫学

第2章　アレルギーと自己免疫疾患

1　過敏症反応の分類と機序

　免疫応答によって起こる組織傷害は過敏症と呼ばれている。個体がある物質に接触し，次に同じ物質に接触したときに起こる組織傷害，すなわち個体に不利に働く過敏症反応現象をピルケ（C. von Pirquet）は"変化した反応能力"という意味のアレルギー（allergy）と名づけた。1963年，アレルギーは，クームス（R. R. A. Coombs）とゲル（P. G. H. Gell）により，抗体の関与するⅠ，Ⅱ，Ⅲ型とT細胞の関与するⅣ型の4つに分類された。この分類は，アレルギーを「免疫反応に基づく生体の全身的または局所的な傷害である」ととらえる，いわゆる広義の定義に基づいたもので，現在も免疫学的炎症性変化の比較に利用されている。Ⅰ，Ⅱ，Ⅲ型は，感作された個体が再度抗原に接触したとき，数分～数時間で過敏症反応が起きるが，Ⅳ型は1～2日後に過敏症反応がみられるため遅延型過敏症とも呼ばれる。

　しかし，近年，アレルギーという用語そのものが，次に述べるⅠ型過敏症反応をさす言葉として，狭義の使われ方をするようになってきている。

（1）Ⅰ型過敏症反応（アレルギー）

　免疫グロブリン（immunoglobulin；Ig）E抗体産生によって引き起こされる過敏症反応で，アナフィラキシー型過敏症反応とも呼ばれる。最近では，上述したようにこの過敏症反応をアレルギーと呼ぶことが多くなっている。IgE抗体の産生を促す原因となる抗原をアレルゲン（allergen）という。

　産生されたIgE抗体はマスト細胞〔肥満細胞（mast cell）〕・好塩基球の細胞表面に発現したFcεレセプター（受容体）に結合している。アレルゲンが細胞表面のIgE抗体と結合すると，細胞は活性化し，マスト細胞・好塩基球からさまざまなケミカルメディエーター（化学伝達物質）が放出され，炎症反応が起こる（図Ⅲ-2-1）。この反応はアレルゲンの侵入によって症状が引き起こされるまでの時間が数分～数十分ときわめて短い即時型反応としてあらわれる。ケミカルメディエーターには細胞内顆粒にあらかじめ含まれているヒスタミンやセロトニンなどと，細胞が活性化したあとに産生されるロイコトリエ

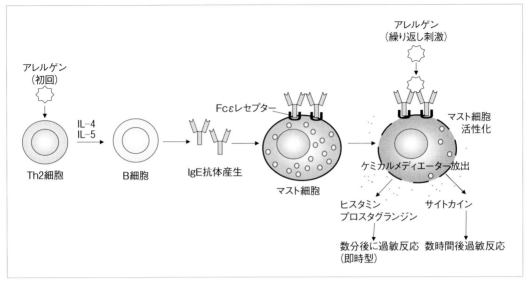

図Ⅲ- 2 - 1　Ⅰ型過敏症反応の機序

IgE 抗体の検出法
血液中の総 IgE 量の測定にはろ紙などの固相に結合させた抗 IgE 抗体と血液中の IgE を反応させたのち，標識抗体で検出するサンドイッチ法（RIST）を用いる。抗原特異的 IgE 量は，アレルゲンを結合させた固相を用いて同様にサンドイッチ法（RAST）で検出する。複数のアレルゲンを結合させた固相を用いる場合を MAST 法という。

アレルゲン免疫療法
皮下投与と舌下投与があり，舌下投与はスギ花粉またはダニに対して行われている。

ンやプロスタグランジンが知られている。ケミカルメディエーターが細胞内顆粒から放出されることを脱顆粒という。いずれも，平滑筋収縮，血管透過性亢進，血管拡張，粘液分泌亢進，白血球遊走などの組織反応を引き起こし，過敏症症状を呈することとなる。疾患としては，気管支喘息，アレルギー性鼻炎，花粉症，蕁麻疹，食物アレルギー，薬剤性ショック，アトピー性皮膚炎などがある。急激に起きる激しい症状をアナフィラキシーと呼び，呼吸困難，循環不全，痙攣，全身浮腫などで死亡することもある。ハチ毒やペニシリンによる全身性ショックが代表例である。また，IgE 抗体の産生は遺伝的素因の関与が大きく，産生しやすい素因をアトピー素因という。

　少量の抗原（アレルゲン）をアレルギー患者の皮膚に擦りつけると局所に発赤と腫脹があらわれるが，これを局所アナフィラキシーと呼び，患者のアレルゲンを特定するための検査に利用している。また，診断には血清の IgE 抗体や抗原特異的 IgE 抗体を測定する（RIST，RAST，MAST 法）。アレルギーの治療には，患者に少量のアレルゲンを繰り返し投与して，過敏症反応を抑制するアレルゲン免疫療法〔減(脱)感作療法〕が有効である。

（2）Ⅱ型過敏症反応

　Ⅱ型過敏症反応は，抗体依存性細胞傷害型過敏症反応とも呼ばれる。細胞の表面にある抗原と特異的に結合した IgG 抗体や IgM 抗体が，補体系を活性化して，結果的に細胞や組織を傷害または融解する場合をいう。補体系が活性化されると最終的に細胞膜の上に膜傷害複合体（membrane attack complex；MAC）が形成され，細胞の融解が起こる。細胞表面の抗原エピトープ（抗原

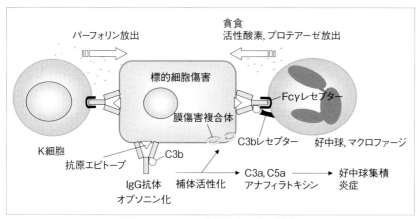

図Ⅲ-2-2　Ⅱ型過敏症反応の機序

決定基）とIgG抗体が結合した場合や，細胞と抗体の複合体に補体が活性化してできたC3bが結合すると，マクロファージや好中球は自身のもつFcγレセプターやC3bレセプターを介して標的細胞を貪食する（図Ⅲ-2-2）。標的細胞が抗体や補体で覆われることをオプソニン化と呼び，このときの抗体や補体の働きをオプソニン作用という。

　キラー細胞もIgG Fcレセプターを介して，IgGの結合した標的細胞を傷害するが〔抗体依存性細胞介在性細胞傷害（ADCC，p.114参照）〕，この場合はキラー細胞から傷害を引き起こす物質（パーフォリンなど）が標的細胞に向かって放出される。

　Ⅱ型過敏症反応の代表的な疾患として，各種の赤血球抗体による溶血性貧血，特発性血小板減少性紫斑症，橋本病，グッドパスチャー（Goodpasture）症候群などがある。

（3）Ⅲ型過敏症反応

　Ⅲ型過敏症反応は，可溶性抗原とIgGまたはIgM抗体の複合体〔免疫複合体（immune complex；IC）〕によって引き起こされる組織傷害をさし，免疫複合体型過敏症反応とも呼ばれる。ICは補体を活性化し，活性化の過程でできるC3a，C5aなどのアナフィラトキシンと呼ばれる補体フラグメントがマスト細胞や好塩基球に働き，ヒスタミンなどのケミカルメディエーターを遊離させる。その結果，血管透過性亢進，平滑筋収縮，局所循環障害などが引き起こされる。アナフィラトキシンは好中球の遊走因子としても働く。集積した好中球は免疫複合体を貪食し，貪食時に放出されるタンパク分解酵素や活性酸素により周囲の組織を傷害する（図Ⅲ-2-3）。流血中に特異抗体があるとき，抗原を再投与すると血管の周囲で免疫複合体が形成され，出血壊死が起きる。これをアルサス反応という。

Ⅴ型過敏症反応
細胞の表面にある抗原に対して産生された抗体が，抗原に結合すると細胞の機能が亢進するものが知られている。従来よりⅡ型に分類されてきたが，機能を亢進させる点で異なるためⅤ型に分類することがある。代表的な例として，甲状腺刺激ホルモンレセプターに結合した自己抗体が，甲状腺細胞を持続的に刺激し甲状腺ホルモンの分泌を促す結果，発症に至る甲状腺機能亢進症〔バセドウ（Basedow）病（グレイブス（Graves）病）〕がある。

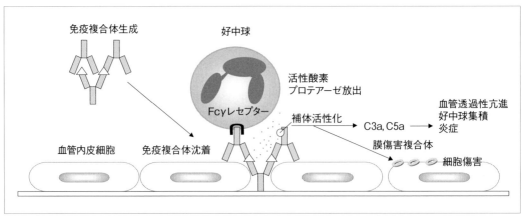

図Ⅲ-2-3　Ⅲ型過敏症反応の機序

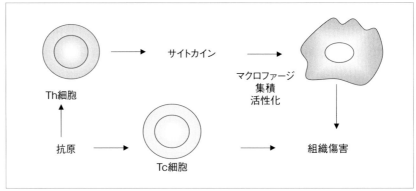

図Ⅲ-2-4　Ⅳ型過敏症反応の機序

　Ⅲ型過敏症反応の代表的な疾患として，全身性エリテマトーデス（systemic lupus erythematosus；SLE），慢性糸球体腎炎，関節リウマチ，血清病などがある。

（4）Ⅳ型過敏症反応

　Ⅳ型過敏症反応は，抗原に感作された T 細胞が再び抗原と反応するときに，種々のサイトカインを放出してマクロファージや好中球，好塩基球を集合させ，これらの細胞を活性化する結果引き起こされるもので，過敏症がみられるまで1～数日かかるので遅延型過敏症反応という（図Ⅲ-2-4）。活性化したマクロファージはプロスタグランジンやインターロイキン（interleukin；IL）-1を放出し，好塩基球はヒスタミンなどを遊離して，血管透過性亢進，細胞浸潤，血漿滲出を増強する。一方で線維芽細胞や血管内皮細胞の増殖を促す。マクロファージや好中球から放出されるタンパク分解酵素や T 細胞のサイトトキシンで組織傷害が起こる。

　代表的な例はツベルクリン反応，接触性皮膚炎，移植片拒絶反応，結核性空

洞などである。

2　主な自己免疫疾患

　本来，免疫系は自己に対して反応しないよう制御されている。これを免疫寛容（トレランス）と呼ぶが，その機序については，①自己抗原に曝露されたリンパ球が機能的不全や障害により不応答になっているか，②自己抗原に曝露されたリンパ球がアポトーシスにより除かれるか，③自己抗原に曝露されたリンパ球がどのような状態でも無応答に陥っているかのいずれかであろうと考えられている。

　何らかのきっかけで免疫寛容が破綻すると，自己の細胞や体成分を抗原として認識する抗体（自己抗体）や感作 T 細胞がつくられるようになる。自己免疫疾患とは，自己成分に対して免疫応答が起き，その結果，自己の組織や細胞が傷害される疾患群をいう。抗原として働く自己成分は数多く見つかっており，自己免疫疾患の種類は臓器特異的なものから臓器非特異的な全身性のものまで広範にわたる。主な自己免疫疾患を表Ⅲ-2-1 に示す。自己抗体が細胞や組織の抗原と結合して傷害を引き起こすのはⅡ型過敏症反応であり，自己免疫性溶血性貧血はその代表例である。自己抗体と自己抗原の免疫複合体が引き起こす傷害は，Ⅲ型過敏症反応であり，全身性エリテマトーデス（SLE）はその代表例である。自己抗原感作 T 細胞によって引き起こされるⅣ型過敏症反応の代表例は，多発性硬化症や 1 型糖尿病などである。

自己抗体の例
全身性エリテマトーデス（SLE）の抗 dsDNA 抗体，関節リウマチのリウマチ因子（抗 IgGFc 抗体），シェーグレン症候群・強皮症・筋炎ほか膠原病の抗核抗体，橋本病の抗サイログロブリン抗体，重症筋無力症の抗アセチルコリン受容体抗体，悪性貧血の抗内因子抗体，1 型糖尿病の抗膵β細胞抗体。

3　自己免疫反応の機序

　免疫系は通常では自己の正常組織を攻撃したり破壊したりしないように制御されている。しかし，何らかの原因で免疫系の制御に異変が生じると，自己組織に対してそれまで抑制されていた免疫反応が起きるようになり，自己免疫疾

表Ⅲ-2-1　主な自己免疫疾患

臓器非特異的なもの	臓器特異的なもの
・全身性エリテマトーデス ・関節リウマチ ・多発性筋炎／皮膚筋炎 ・全身性強皮症 ・シェーグレン症候群	・バセドウ病（グレイブス病） ・橋本病 ・重症筋無力症 ・自己免疫性溶血性貧血 ・特発性血小板減少性紫斑病 ・悪性貧血 ・原発性胆汁性肝硬変 ・グッドパスチャー症候群 ・多発性硬化症 ・1 型糖尿病（インスリン依存性糖尿病） ・交感性眼炎

患が発症すると考えられている。自己免疫疾患の発症の原因については，今なお不明な部分が多く残されているが，自己免疫反応の起きる機序として，1つには次に述べるような抗原側の要因が関与すると考えられている。

（1）自己抗原の変化

自己の成分がウイルス感染や酵素，薬剤の影響で変化し，新たな抗原性を獲得した結果，免疫応答が生じ，産生された抗体や感作T細胞が自己成分と反応するようになる。自己免疫性溶血性貧血や特発性血小板減少性紫斑症などの機序と考えられている。

（2）隔離自己抗原の曝露

眼球の水晶体やぶどう膜，甲状腺，脳脊髄，精巣などの組織に含まれる成分は免疫系と接触できない隔離された場所に存在している。外傷や炎症により組織が損傷を受けると，これらの組織から漏出した成分が抗原となって免疫系に曝露され免疫応答が始まる。このような抗原を隔離（隔絶）自己抗原と呼んでいる。水晶体原性ぶどう膜炎，慢性甲状腺炎，男性不妊症などの機序と考えられている。

（3）自己抗原と共通性をもつ非自己抗原の侵入

自己の成分と共通した構造を有する外来抗原（非自己抗原）が感染などにより生体に侵入して免疫応答が起きると，産生された抗体や感作T細胞が自己成分と免疫応答を起こすことがある。これは抗原の構造が類似していることによって，もともと外来抗原に対してできた抗体や感作T細胞が生体成分の抗原と交差反応したためである。このような外来抗原を交差抗原または類似抗原と呼んでいる。強直性脊椎関節炎，A群レンサ球菌感染後の糸球体腎炎およびリウマチ熱の機序と考えられている。

4　発症にかかわる因子

自己免疫疾患の発症にかかわるものとして，前述した抗原側の要因のほかに次のような生体側の因子や環境の影響も重要と考えられている。

（1）遺伝的素因

自己免疫疾患自然発症モデルの動物を用いた研究から，自己免疫疾患の発症にはさまざまな遺伝的素因が関与していることが明らかにされている。遺伝子解析の結果，免疫応答の際に発現し，抗原提示細胞やT細胞，B細胞の細胞間相互作用にかかわる分子やサイトカインレセプター，それらの調節因子など

に関連した遺伝子が自己免疫疾患感受性遺伝子として特定されている。これらの因子は正常であれば守られている自己に対する免疫寛容を破綻させ，自己反応性リンパ球クローンの増殖や活性化を促す。その結果，免疫系の制御に異常が生じ，自己免疫疾患の発症に導くと考えられている。

　ヒトの場合，一卵性双生児や親子，兄弟姉妹間などに自己免疫疾患が多発することは古くから知られていたが，最近では，ある特定の組織適合抗原が特定の自己免疫疾患の発症と関係していることが明らかになっている。これらはヒトにおいても遺伝的素因が自己免疫疾患の発症に重要な役割を果たしていることを示唆するものである。ヒトにおいて明らかにされた疾患感受性遺伝子はまだわずかであるが，自己免疫疾患の特異的治療法の開発や予防に役立つものと期待が寄せられている。

（2）環境要因

　微生物の感染や，食事，放射線，紫外線，化学物質，ホルモンの曝露によって自己免疫疾患の発症は影響を受けることがわかっている。

　一卵性双生児の一方が自己免疫疾患を発症しても，他方が必ず発症するわけではない。特定の遺伝的素因を有していても環境要因によって疾患感受性は左右される。たとえば，SLEは，紫外線によって症状が悪化することや，エストロゲンなどの女性ホルモンが大量につくられる妊娠可能期の女性に発症頻度の高いことがわかっている。

自己免疫疾患の特異的治療法
日本では関節リウマチの治療に生物学的製剤である抗TNFα抗体や可溶性TNFαレセプターが導入されている。

参考文献
＊神谷茂，高橋秀実，林英生ほか監訳：ブラック微生物学　第3版．丸善，2014
＊福岡良男，伊藤忠一，福岡良博ほか：臨床免疫学．医歯薬出版，2003
＊狩野庄吾，宮坂信之，湊長博：臨床免疫学．朝倉書店，1997
＊松島綱治，山田幸宏訳：基礎免疫学　原著第2版．エルゼビア・ジャパン，2007

第3章　輸血と移植免疫

1　輸　血

（1）赤血球血液型と自然抗体

　輸血の際に問題になるのは，血液型である。特にABO式血液型が重要である。赤血球膜表面に糖タンパク質からなる血液型物質があることが，1900年代初めにランドシュタイナー（K. Landsteiner）によって見出された。ABO血液型物質の型特異性は，糖鎖末端の構造により決定される（図Ⅲ-3-1）。ヒトO型赤血球膜表面にはH型物質（Hはhumanの意）がある。A型赤血球膜表面にはA型物質〔H型物質にN-アセチル-ガラクトサミン（GalNAc）が結合してできた型物質〕，B型赤血球膜表面にはB型物質〔H型物質にガラクトース（Gal）が結合してできた型物質〕がある。また，AB型赤血球膜表面にはA型物質とB型物質の両者が存在している。ABO式血液型物質は第9染色体にある遺伝子によって決定され，同種異型抗原（アロ抗原）の代表的な例である。日本人での出現頻度を表Ⅲ-3-1に示した。

　一方血清中には，自然抗体（正常抗体）として抗A抗体や抗B抗体が，生後2～3か月頃からあらわれる。O型赤血球のヒトにA型赤血球を不適合輸血した場合，そのヒトの血清中抗A抗体と結合して補体の活性化により血管内

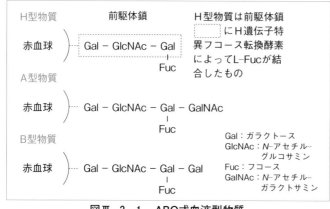

図Ⅲ-3-1　ABO式血液型物質

表Ⅲ-3-1　ABO式血液型と血清中抗体

血液型	頻度	赤血球抗原	血清中抗体
A	40%	A型物質	抗B抗体
O	30%	H型物質	抗A抗体 抗B抗体
B	20%	B型物質	抗A抗体
AB	10%	A型物質 B型物質	なし

溶血が起きる。臨床の場では，ABO 式以外の血液型も考慮し，交差適合試験にて受血者（患者）血清と供血者（輸血用血液）の赤血球を混ぜて凝集反応が起きないことを確かめた後に輸血する。通常，受血者と同型の ABO 式血液型血液を輸血する。

　ヒトでは，ABO 式以外に Rh 式血液型など37種類の血液型系列が認証されている。Rh（−）の母親と Rh（＋）の父親との間で生じた胎児の血液型が Rh（＋）の場合，分娩時に胎児由来の Rh（＋）赤血球が Rh（−）の母親の体内に移行すると，母体中に抗 Rh 抗体が誘導される。第２子の妊娠時，その抗 Rh 抗体が Rh（＋）胎児赤血球と反応し，抗体が結合した赤血球は，胎児の網内系マクロファージによって破壊される（血管外溶血）。手術や妊婦では Rh の検査も重要である。抗体の産生を予防する目的で，母親には第１子出産時の分娩後72時間以内に抗Ｄヒトグロブリン製剤を注射する。輸血に際しては，Rh 式血液型が Rh（−）の場合には，ABO 同型でかつ Rh（−）の血液を用いる。

> **血管内溶血**
> 補体の活性化による溶血のほか，活性化したマクロファージから放出される TNFα，IL−1，IL−6，IL−8などのサイトカインによって発熱，血圧低下，ショックが起きる。輸血を中止し，輸液・投薬のための血管を確保して利尿薬と昇圧薬を投与する。血管内溶血に比べて血管外溶血による症状は軽度。

COLUMN　日本の研究グループが特定した初めての血液型

　免疫学の分野のみならず一般的にもよく知られている血液型は，ABO 血液型と Rh 式血液型である。輸血や移植の際には，この２種類だけでなく，他の血液型の検査も行われる。これまでに国際輸血学会により36種類の血液型が登録されている。

　2019年に日本の研究グループによって報告された血液型「KANNO（カノ）」が，37種類目の血液型として認定を受けた。この血液型の抗原は，プリオンタンパク質というクロイツフェルト・ヤコブ病の原因となる分子である。今後さらに研究が進み，この血液型とプリオン病とのかかわりが解明されることが期待される。

2　移植免疫

　移植治療は医学分野で重要であるが，移植臓器や移植細胞に対する免疫応答が大きな関門となる。

（1）主要組織適合抗原（MHC分子）

　私たちの身体を構成するすべての細胞表面には，赤血球を除いて MHC 遺伝子群の産物である MHC 分子（p.106，MHC 分子を参照）が発現している。"主要組織適合抗原"の名称は，移植した臓器の生着や拒絶を左右するタンパク質抗原として発見されたことに由来する。慣用的に MHC 分子を"HLA 抗原"と呼ぶ。ヒト白血球抗原を意味する human leukocyte antigen に由来している。自分の身体を構成する細胞には自分固有の MHC 分子（HLA 抗原）があり，自己の細胞と他人の細胞を識別する目印として働いている。MHC 分子には，

> **Rh（＋）と Rh（−）**
> Rh 式血液型抗原には C, c, D, E, e などがある。赤血球膜上に D 抗原を発現している場合を D 陽性〔Rh（＋）〕，発現してない場合を D 陰性〔Rh（−）〕という。日本人におけるそれぞれの割合は，99.5%，0.5%である。

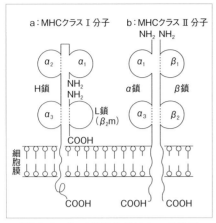
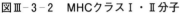

図Ⅲ-3-2　MHCクラスⅠ・Ⅱ分子

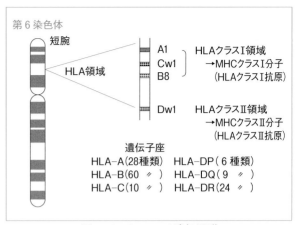

図Ⅲ-3-3　MHC遺伝子群

MHCクラスⅠ分子とMHCクラスⅡ分子がある。前述（p.112，抗原提示細胞としての樹状細胞とマクロファージ，B細胞を参照）したように，MHCクラスⅡ分子は樹状細胞やマクロファージ，B細胞膜表面にあり，他の補助刺激分子とともに抗原提示に関与する。MHCクラスⅠ分子は，赤血球を除くすべての細胞表面に発現している（図Ⅲ-3-2）。

（2）MHC分子（HLA抗原）の多様性

　MHC遺伝子群は，ヒトでは第6染色体短腕上の6つの遺伝子座（遺伝子が収納される染色体上の部位）にある（図Ⅲ-3-3）。これらの遺伝子座は，同染色体HLA領域にあることから，HLA-A，HLA-B，HLA-C，HLA-DP，HLA-DQ，HLA-DRと呼ばれる。MHCクラスⅠ分子（HLAクラスⅠ抗原）は，遺伝子座HLA-A，HLA-B，HLA-Cに納まる遺伝子の組合せで決定される。その遺伝子は，それぞれ約30，60，10種類あることが知られている。どのような組合せになるかは，両親から受け継ぐ遺伝子によって決まり，少なくとも$30 \times 60 \times 10 = 18,000$通りの組合せができることになる。またMHCクラスⅡ分子（HLAクラスⅡ抗原）は，遺伝子座HLA-DP，HLA-DQ，HLA-DRに納まる遺伝子の組合せで決まる。その遺伝子は，それぞれ6，9，約20種類あることから，少なくとも$6 \times 9 \times 20 = 1,080$通りの組合せができる。両親からの相同染色体の一方ずつを受け継ぐ対立遺伝子との組合せも考慮すると，MHCクラスⅠ分子だけでも，$18,000 \times 18,000 \fallingdotseq 3 \times 10^8$通りの多型を生じることになり，他人同士ではHLAタイプの合致する確率がきわめて低くなる。同じ親から生まれた子ども間で合致する確率は25%となる。

　細胞を移植するとき，提供者〔ドナー（donor）〕の細胞のMHC分子が，移植を受ける患者〔レシピエント（recipient）〕のMHC分子と異なる場合，ドナーの細胞はレシピエントにとって異物（非自己抗原）として識別され，特

異的免疫応答の結果によって排除される（拒絶反応）。

（3）T細胞による移植片アロ抗原の認識

　　自己の皮膚を自分の他の部位に移植する場合〔自家移植片（autograft）〕，移植した皮膚は生着する。遺伝的に同一の動物や一卵性双生児の場合も同様である〔同系移植片（syngeneic graft）〕。しかし，血縁関係のない同種異系（異型）間での移植〔(同種異系移植片（allograft）〕では，拒絶反応のため生着しない。拒絶反応には主にレシピエント側の CD 8$^+$ 細胞傷害性 T 細胞や抗 HLA 抗体がかかわっている。

（4）アロ抗原特異抗体による拒絶反応の誘導

　　レシピエント側に抗 HLA 抗体や血液型抗原に対する抗体などの抗ドナー抗体（同種抗体）がすでに存在している場合，血栓形成などの超急性拒絶反応が起きる。移植・輸血歴や妊娠歴がある場合につくられることが多い。移植には，レシピエントがこのような同種抗体をもっているかどうかについて交差適合試験による確認が必要である。

（5）移植片対宿主病（GVHD）

　　白血病やリンパ腫など骨髄腫瘍性の疾患には，同種骨髄移植が有用な治療法となる。白血病の治療の際には，はじめにレシピエント骨髄を化学療法や放射線照射で破壊しておく。この状態では，ドナーの移植骨髄細胞中に存在している成熟 T 細胞が，レシピエントの組織を異物と認識して，発疹や下痢，肺炎などの重篤な炎症反応を起こす。この同種骨髄移植における合併症を，移植片対宿主病（graft-versus-host disease；GVHD）という。GVHD は，MHC クラス I やクラス II 分子の不適合だけでなく，マイナー移植抗原の違いに応答するドナーの同種反応性 T 細胞によっても起こる。同種反応性 T 細胞の存在は，ドナー予定者のリンパ球とレシピエント予定者の照射リンパ球との混合リンパ球反応（mixed lymphocyte reaction）によって検出できる。ドナーリンパ球に同種反応性 T 細胞が含まれれば，その細胞に幼若化反応があらわれる。

急性拒絶反応
移植後 8 〜100日頃に急性拒絶反応として熱・倦怠感・移植片の腫大などがみられる。キラー T 細胞など細胞性免疫が原因と考えられる。

臓器移植と血液型
臓器には ABO 血液型 A 抗原・B 抗原も存在しており，組織適合性抗原として働く。特に腎臓・肝臓・心臓移植においては，ABO 血液型不適合によるメジャーミスマッチの場合に拒絶の原因となる。ABO 血液型同型の間で移植する。

参考文献

＊ Omae Y, Ito S, Takeuchi M, et al.：Integrative genome analysis identified the KANNO blood group antigen as prion protein, *Transfusion*, 2019 Jul；59（7）：2429-2435

＊窪田哲朗，藤田清貴，細井英司他編著：最新臨床検査学講座　免疫検査学，医歯薬出版，2017

第4章　栄養と免疫

　近年，生活習慣病対策において，予防医学的取り組み，とりわけ食習慣の重要性が強調されてきた。病院などでも，医師，看護師，臨床検査技師，管理栄養士などが協力して病気からの早期回復，治療予後改善に向けて栄養サポートチーム（nutrition support team；NST）が重要視されている。栄養と免疫の研究分野でも，感染防止やアレルギー，発癌の予防，健康維持を目的とする免疫機能の維持・増進に関心が高まっている。生体の栄養状態ないしは栄養摂取の質と量が免疫系に反映すると同時に，食品中の特定の成分が免疫機能に影響する。

1　栄養摂取と免疫

（1）栄養障害と免疫

　加齢とともに胸腺が退縮し，特に高齢者では $CD8^+T$ 細胞数の減少，自己抗体や抗原特異的な結合力が減弱した抗体の増加に伴い，自己免疫疾患や感染症の出現率も高くなる傾向がある。体液性免疫より細胞性免疫の低下の傾向が強い。

1）低栄養と免疫　　低栄養の状態には，食糧不足などによる全般的な栄養総量の不足〔総合的低栄養（undernutrition）〕と，単一あるいは数種の栄養素が不足して起こる栄養素欠乏（malnutrition）がある。タンパク質・エネルギー栄養失調症（protein-energy malnutrition；PEM）には低タンパク栄養失調症〔クワシオルコル（protein malnutrition, kwashiorkor）〕と消耗症〔マラスムス　（marasmus）〕がある。免疫機能障害は多様であるが，主に細胞性免疫障害としてあらわれる。特にマラスムスでは，胸腺の萎縮に基づくTリンパ球の減少が著しい。高齢者におけるPEMでも免疫機能低下がみられる（表Ⅲ-4-1）。

　a．低タンパク栄養失調症（クワシオルコル）：タンパク質欠乏による乳幼児の重症栄養失調症である。浮腫，ペラグラ様皮疹（強い下痢，知覚・運動麻痺，皮膚紅斑を主徴とする），毛髪の変色，低タンパク血症，肝肥大を特徴とする。母乳を与えなくなる頃からあらわれる。

表Ⅲ-4-1　低栄養と免疫

タンパク質・エネルギー栄養失調症（PEM）
　低タンパク栄養失調症（protein malnutrition, kwashiorkor）
　消耗症（marasmus）
　　細胞性免疫機能低下（リンパ節T細胞領域の萎縮，遅延型皮膚反応低下，サイトカイン産生低下，リンパ球幼若化反応・NK細胞活性低下）
　　末梢血リンパ球数減少
　　体液性免疫正常あるいはやや高値
　　分泌型IgA低下
　　補体価，補体成分濃度低下
　　貪食細胞機能低下
　　インターフェロン産生低下

　PEMにおける免疫機能障害は多様であるが，主に細胞性免疫機能障害としてあらわれる。B細胞の占める割合や血清の抗体量は正常であるのに対して，分泌型免疫グロブリンA（secretory immunoglobulin A；S-Ig A）は減少する。血清補体成分値はC4以外すべて低下するとされているが，細胞性免疫機構が破綻する低栄養状態でも補体活性化能は保たれているとの報告もある。遅延型皮膚アレルギー反応も陰性化する傾向がある。

　b．消耗症（マラスムス）：乳幼児のエネルギー欠乏性重症栄養失調症である。低タンパク栄養失調症（クワシオルコル）よりも好発年齢が低く，極度の体重減少，筋萎縮，皮膚病変，腹部膨満，老人様顔貌があらわれる。胸腺の萎縮やリンパ球の減少がみられ，各種感染症，特に結核の合併が問題となる。T細胞の減少に伴い，T細胞サブセットの比率（CD4/CD8）は低下する。

2）クローン病　　回腸下部に限局する慢性炎症性疾患である。下痢，下血，腹痛，発熱の出現とともに，摂取不良，吸収障害，代謝亢進などによる栄養障害を合併する。食事療法による栄養管理が必要である。小児では栄養障害，特に摂取エネルギー不足による低身長，著明な体重減少，二次性徴の遅れがみられる。腸の炎症組織中で産生されるインターロイキン（interleukin；IL）-1や腫瘍壊死因子（tumor necrosis factor；TNF）αが成長ホルモンやゴナドトロピンの分泌に影響して成長抑制に働くとも考えられている。アレルギーとの関係があるともいわれるが原因は不明である。

3）神経性食欲不振症　　思春期女子に多くみられ，体重減少，低血圧，不眠，皮膚や毛髪の変化など飢餓時と同様の症状が出現する。拒食と過食を繰り返すことが多い。神経性の食欲異常で，特にCD4$^+$T細胞の減少，細胞性免疫機能の低下がみられる。しかし，他の低栄養と異なり，感染に対する抵抗力の減弱は少ない。T細胞のIL-2産生は減少するが，マクロファージにおけるTNF産生の増加やIL-1，IL-6の炎症性サイトカイン産生の増加など相補的な機能が働くと考えられている。神経性食欲不振症においては，自律神経系のバランスが乱れるとともに視床下部-下垂体-副腎皮質系（hypothalamus-pituitary-adrenal grand axis型；HPA系）が活性化されて，副腎皮質刺激ホ

クローン病の栄養管理
症状の緩解と再燃を繰り返すことが多く，治療により炎症症状を抑えつつ栄養状態を維持することが重要である。糖質や脂質や刺激物の多い食事を避け，低脂肪・低残渣・高タンパク・高エネルギー食が基本とされる。食事療法の適応については「クローン病診療ガイドライン」（2011年）に示されている。

表Ⅲ−4−2　過栄養と免疫

肥満	血清中IgM・IgG抗体レベル正常 Tリンパ球幼若化反応や好中球殺菌能低下 NK細胞活性低下，細胞傷害性T細胞機能低下
脂肪の過剰摂取	EPAとDHA摂取におけるIL−1，TNF，IL−2，IL−6産生低下

ルモン放出因子（corticotropin-releasing hormone；CRH）が上昇する。CRHは免疫細胞に直接作用して，炎症性サイトカイン産生を促進する。

4）過栄養と免疫　過剰のエネルギー摂取は加齢を加速し，逆に適度の食事制限は寿命を延ばすだけでなく免疫系の加齢変化を遅延させる（表Ⅲ−4−2）。

　a．肥満：肥満は癌など種々の疾患に対する危険度や感染の頻度とそれによる死亡率も高める。肥満においては，血清中IgMやIgG抗体レベルは正常値を示すが，Tリンパ球機能や好中球殺菌能が著明に低下する。肥満に伴う鉄や亜鉛の欠乏によるとの考えもある。肥満による高コレステロール血症や高インスリン血症でもマクロファージ貪食能やリンパ球幼若化反応，好中球の貪食作用が低下するといわれる。肥満を発症する系統のマウス（C 57 BL／6 J ob/ob）ではナチュラルキラー細胞（natural killer cell；NK細胞）活性の低下や細胞傷害性T細胞機能の低下も報告されている。食事誘導性肥満マウスにおいて，サイトカインバランスが多様に変化することも知られている。

　b．脂肪の過剰摂取：必須脂肪酸は，リノール酸，アラキドン酸などのn−6系脂肪酸とα−リノレン酸，エイコサペンタエン酸（eicosapentaenoic acid；EPA），ドコサヘキサエン酸（docosahexaenoic acid；DHA）などのn−3系脂肪酸に分けられる。低脂肪・高魚油（EPA，DHA）食の摂取でIL−1βやTNF，IL−6などの炎症惹起作用のあるサイトカイン産生が低下したとの報告がある。n−3／n−6比の低い食事をとることによってアラキドン酸からのプロスタグランジンE_2（prostaglandin E_2；PGE_2）やロイコトリエンB_4（leukotriene B_4；LTB_4）合成が増加し炎症が増強されるが，逆にn−3／n−6比が高い場合にはEPAの代謝が進みPGE_2やLTB_4合成が減少して炎症が軽減すると考えられる。

　脂肪細胞から産生されるレプチンは，視床下部を介してエネルギー消費を調節し，食欲を抑制する。レプチンの免疫系細胞における作用として，Tリンパ球幼若化反応の亢進，接着分子の発現増加，Th 1細胞型サイトカイン産生の亢進，NK細胞の活性化，マクロファージのサイトカイン産生亢進などが報告されている。

（2）ビタミン・微量元素と栄養

　免疫細胞は活発な細胞増殖性と酸化的傷害に対する高い感受性をもつため，細胞増殖に必須の亜鉛（Zn）や鉄（Fe），抗酸化反応にかかわるビタミンやセ

リンパ球幼若化反応
末梢血リンパ球は，刺激物質として植物性レクチンの1種であるPHA（インゲンマメ由来），Con A（タチナタマメ由来），PWM（アメリカヤマゴボウ由来）やリボ多糖体（LPS）とともに培養すると，DNA合成が高まり細胞増殖（芽球化）が起こるが，このとき形態学的には成熟前の幼若な細胞形態をとる。PHA, Con Aは主としてT細胞，LPSはB細胞，PWMはT，B両細胞を活性化する。顕微鏡による形態学的観察あるいは^{3}Hチミジン放射性物質の細胞内取込みなどの方法によって反応量を求め，細胞性免疫機能検査の1つに用いる。

表Ⅲ-4-3　微量栄養素と免疫

微量栄養素	免疫への働き
ビタミンA欠乏	胸腺退縮，T細胞機能・分泌型IgA産生・好中球貪食能低下
ビタミンA添加	マクロファージ機能・NK細胞活性・細胞傷害性T細胞亢進
ビタミンC添加	Tリンパ球増加，補体濃度増加
ビタミンE欠乏	抗体産生・自己酸化防御能抑制
ビタミンE添加	抗体産生・リンパ球増殖・NK細胞活性・マクロファージ機能亢進
ビタミンB$_6$欠乏	リンパ球数・リンパ球機能抑制
Zn欠乏	胸腺T細胞領域萎縮，T細胞数・T細胞機能・NK活性・抗体産生低下
Fe欠乏	リンパ球数・好中球貪食能・遅延型過敏症反応抑制
Se欠乏	抗体産生・NK細胞活性・細胞傷害性T細胞活性・好中球殺菌能低下
Mg欠乏	胸腺萎縮，抗体産生低下
Cu欠乏	T細胞数・抗体産生・貪食細胞機能低下

　レン（Se），銅（Cu）などの微量元素が免疫機能の維持に重要である。これらの欠乏が，自然免疫系および獲得免疫系細胞の機能障害に影響する（表Ⅲ-4-3）。

　13種類のビタミンについては，「日本人の食事摂取基準（2020年版）」に，推奨量または目安量のいずれか，さらにビタミンA，ビタミンEなど6種類については耐容上限量が記載されている。ビタミンAは細胞の分化や正常な成長促進，皮膚や粘膜の形成作用をもつ。開発途上国における小児消化器感染に対してビタミンAの補給は，その死亡率を減少させることが報告されている。カロテノイドと同様，ビタミンCやビタミンEは抗酸化作用を有している。ビタミンB群の欠乏によって抗体産生や遅延型過敏症反応の抑制がみられるが，これは代謝への非特異的な影響の結果と考えられる。ピリドキシン（ビタミンB$_6$）はアミノ酸や核酸代謝に必要なためリンパ球への影響は強くあらわれる。

　天然に存在する92元素のうち，免疫機能との関連で注目されているものは，Zn（亜鉛），Fe（鉄），Se（セレン），Cu（銅）で，いずれも「日本人の食事摂取基準（2020年版）」に，微量元素として，推奨量または目安量のいずれかと耐容上限量が示されている。Znは細胞増殖に必須な酵素やDNAの転写に必要な成分である。胸腺の萎縮はZn欠乏の特徴の1つである。Zn欠乏により非特異的にT細胞の増殖・分化も抑制される。Feは過酸化水素から活性酸素を生成して貪食細胞の殺菌作用に寄与するとともに，ミエロペルオキシダーゼの活性に必須である。Feの欠乏により好中球やマクロファージの殺菌能が低下することが知られている。Seはグルタチオンペルオキシダーゼの構成成分として過酸化水素による酸化傷害を防ぐ。Se欠乏はこの酵素活性の低下を介して免疫機能に作用する。Cu，Znはスーパーオキサイドジスムターゼ（superoxide dismutase；SOD）の構成成分として活性酸素の除去に働き，酸

化傷害を防ぐ。Cu 欠乏はこの酵素活性の低下により貪食細胞の機能低下を起こす。

2 食品の生体調節機能あるいは免疫調節作用

　食品は生命維持に必要な基本的栄養成分を提供し（一次機能），味覚・嗅覚<ruby>きゅうかく</ruby>などの感覚に作用する（二次機能）だけでなく，循環器系や消化器系，神経・内分泌系，免疫系に直接働きかける（三次機能）特性をもつ。近年，生体調節機能が強調されるようになり，特定保健用食品や栄養機能食品，機能性表示食品といった保健機能食品のほか，いわゆる健康食品としてその成分の特定や働きについて研究開発・創出されるようになってきた。

（1）免疫機能に作用する多糖体

　酵母や糸状菌，細菌の細胞壁あるいは和漢生薬など植物由来の多糖体−キチン，βグルカンなどには免疫賦活作用や抗腫瘍活性があり，悪性腫瘍治療薬として臨床応用されているものもある。

（2）栄養管理と生体防御

　手術や外傷などの侵襲を受けると，神経・内分泌系を中心に心臓血管系や消化器系，免疫系ではさまざまな生体ストレス反応を引き起こす。交感神経−副腎髄質系（sympathetic-adrenomedullary system；S/A 系）亢進によるアドレナリン，ノルアドレナリン分泌亢進，視床下部−下垂体−副腎皮質系（HPA 系）亢進によるグルココルチコイド分泌亢進が起こる。その結果，末梢<ruby>まっしょう</ruby>での脂肪分解やコルチゾールによるタンパク質分解促進，アドレナリンとグルカゴンによるグリコーゲン分解に基づくグルコース産生の増加，コルチゾールによる糖新生が増加する。その一方，インスリン拮抗作用によって末梢での糖利用が抑制される。また，グルココルチコイド，グルカゴン，さらにサイトカイン（特にTNF α，IL−1，IL−6）の作用により急性相タンパク質の合成が高まる。適切な栄養補給と治療を経て，そののち回復する。その間，免疫系は一般に抑制され，T 細胞の構成も変化し，Th 2 優位に傾く。臨床栄養学的な面からグルタミンやアルギニン，ヌクレオシドなどを中心とした経腸栄養（entral nutrition；EN）あるいは中心静脈栄養（total parenteral nutrition；TPN）の効果が検討されている。

1）グルタミン　術後の窒素平衡の改善や腸管粘膜細胞分裂のエネルギー源として有用性が指摘されている。グルタミンを添加した中心静脈栄養法によって小腸粘膜の萎縮が抑制され，粘膜リンパ組織や NK 細胞活性が維持されると考えられる。

2）アルギニン　経腸・経静脈栄養によってアルギニンを補うことで，胸腺重量を増加させリンパ球幼若化反能を増強させる。また担癌動物において，ナチュラルキラー細胞（natural killer cell；NK 細胞）やリンホカイン活性化キラー細胞（lymphokine-actived killer cell；LAK 細胞）など抗腫瘍免疫機構を増強させることが知られている。

3）ヌクレオシド　G１期のリンパ球は，免疫応答に必要な種々のサイトカイン産生のためにヌクレオシドの供給を必要とする。ヌクレオシドには NK 細胞活性を増強し，Ｔリンパ球機能を維持する働きがある。

（3）健康維持と食品

　食品に含まれる成分のなかには免疫やアレルギー反応に働きかけることが知られているものがある（表Ⅲ-4-4）。食品中のさまざまな生体調節機能をもつ成分が明らかになるにつれ，食による疾病の予防や健康維持に関心が高まり，機能性をもつ食品の開発が盛んに行われるようになった。

　2001（平成13）年から，国の定める安全性や有効性の規格基準を満たした食品については保健機能食品と表示し販売することを認める制度が始まった。現在は，2015（平成27）年の食品表示法に定める基準に従い，保健機能食品は機能や使用目的の違いによって特定保健用食品と栄養機能食品および機能性表示食品に分けられる。特定保健用食品は，身体の生理学的機能や生物学的活動に影響を与える保健機能成分を含み，食生活において特定の保健の目的で摂取する食品で，その有効性や安全性などに関する国の許可（承認）により，その保健の目的が期待できる旨の表示ができる。2020（令和２）年10月現在，

表Ⅲ-4-4　食品由来の三次機能成分

食品	成分	働き・効果
牛乳	カゼインペプチド	マクロファージ活性化
イセエビ	キチン	免疫増強
甘草	グリチルリチン	肝炎治療，アレルギー抑制
トウガラシ	カプサイシン	抗肥満効果
大豆	イソフラボン類 グリシニン	抗酸化作用 コレステロール低下作用
タマネギ，ブロッコリー	ポリフェノール（フラボノール類）	抗酸化作用
緑茶	ポリフェノール（カテキン類）	抗酸化作用，ヒスタミン・ロイコトリエン遊離抑制，IgE産生抑制，IgA産生促進
ニンニク	ジアリルスルフィド	発癌イニシエーション抑制
月見草油	γ-リノレン酸	アトピー性皮膚炎症状緩和
シソ油	α-リノレン酸	抗炎症作用，アラキドン酸・LTB$_4$合成抑制，IgE産生抑制
ゴマ	セサミン	ロイコトリエン遊離抑制

許可1,074品目，承認1品目ある。一方，栄養機能食品は，身体の健全な成長・発達，健康の維持に必要な栄養成分（ミネラル，ビタミン）の補給・補完を目的としたもので，高齢化や食生活の乱れなどにより，通常の食生活を行うことが難しく，1日に必要な栄養成分を摂取できない場合などに，栄養成分の補給・補完の目的で摂取する食品をいう。1日の摂取目安量に含まれる栄養成分量が，国が定めた上・下限値の規格基準に適合していれば国などへの許可申請や届出の必要はなく，製造・販売することができる。新しく始まった機能性表示食品は，安全性および機能性の科学的根拠に関する情報などを国へ届ける義務があり，事業者の責任において根拠に基づく機能性を表示して販売することができる。

　また，粒状やカプセル状で通常の食品とは異なる形態であるが，保健・健康維持を目的とした健康食品や健康補助食品，サプリメントが市場に多くみられるようになった。本来，栄養成分は，食事から摂取されるべきものではあるが，特に先進諸国における高齢化や食生活の変化，健康志向への対応を反映して，栄養成分の補完を目的としたこれらの利用も高まっている。健康補助食品については，生活環境の変化などによってバランスのとれた食生活が困難な場合の栄養成分の補給や健康維持に用いるものとして，公益財団法人日本健康・栄養食品協会が認定している。EBN（evidence-based nutrition；根拠に基づいた栄養）の観点から，これらのいわゆる健康食品の働きについての科学的検証などの結果を客観的に判断し，正しく用いる必要がある。

参考文献

＊渡辺明治編：栄養免疫学　病態・疾患と治療．医歯薬出版，1996

＊横山三男：免疫物語．日本医学館，2000

＊安部良監：免疫のしくみ．PHP研究所，2001

＊横越英彦編：免疫と栄養─食と薬の融合．幸書房，2006

＊伊藤貞嘉，佐々木敏監：日本人の食事摂取基準（2020年版），第一出版，2020

第Ⅳ部 感 染 症

第 **1** 章

感染と生体防御

1 感染に対する生体防御

　微生物の感染に対し，無脊椎動物から脊椎動物まで多種多様な防御機構を介して対抗する。大別すると感染に対し迅速に対応する自然免疫とその後に特異的に免疫学的記憶によって長期に抵抗性を示す獲得免疫がある。自然免疫は無脊椎動物や下等脊椎動物に生まれながらにして認められる非特異的防御である。一方，脊椎動物には特異性や免疫記憶を特徴として，リンパ球（T 細胞，B 細胞）によって担われる獲得免疫機構が存在している。獲得免疫には，血液など体液に存在する抗体などを介した体液性免疫とリンパ球が抗原の排除に働く細胞性免疫がある。さらに，病原体は宿主への浸潤や感染様式，免疫に対する抵抗機構が異なるため，排除には異なる排除機構が必要になる。したがって，特にヒトなど哺乳類の感染防御免疫を考える場合には，自然免疫と獲得免疫の両面から考察を深めることが重要である（表Ⅳ-1-1）。

（1）皮膚および粘膜での感染防御

　皮膚は微生物の体内への侵入に対し，隔壁として機能を示す。気道や消化管では粘液におおわれている粘膜が微生物の侵入を起きにくくしている。皮膚上皮，消化管上皮，呼吸器上皮では，通常上皮細胞が連続的に配列して上皮組織を構成し，微生物の侵入を防いでいる。さらに，上皮細胞からは殺菌作用をもつデフェンシンが分泌される。また，腸管上皮細胞からはいくつかのプロイン

表 Ⅳ-1-1　感染防御機構の階層

	メカニズム	エフェクター	
自然免疫	物理的	粘液，上皮細胞のバリア機構	
	体液性	抗菌タンパク質，補体，自然抗体，インターフェロン	
	細胞性	好中球，マクロファージ，マスト細胞	
早期誘導反応	細胞性	NK細胞，NKT細胞，γδT細胞	
獲得免疫	抗原提示機構	樹状細胞	活性化マクロファージ
		Th細胞による サイトカイン産生	Tc細胞による傷害作用
			B細胞による特異抗体産生

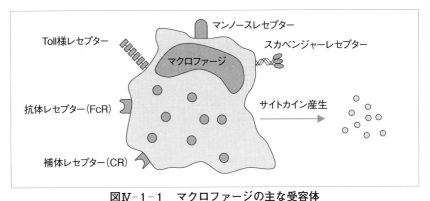

図Ⅳ-1-1　マクロファージの主な受容体
（杣源一郎：新版 微生物と免疫（林 修編著）．p.139, 建帛社, 2014）

フラマトリーサイトカインが分泌される。粘膜面の総面積は皮膚よりも広く，粘膜面の防御を担うリンパ球は2次リンパ組織に存在し，また分泌型IgA抗体が分泌され，病原体に結合して上皮細胞へ付着するのを防ぐ。

（2）細菌に対する感染防御

1）細菌に対する自然免疫応答

　a．食細胞による認識：病原性細菌に対する防御の第一線は皮膚や上皮であるが，それを突破して微生物が組織に侵入すると好中球，単球，マクロファージなどの食細胞（貪食細胞）が，リポ多糖やペプチドグリカンなど細菌の共通成分としてもっている構造や物質を病原体関連分子パターン（pathogen-associated molecular patterns；PAMPs）として，パターン認識分子（pattern recognition molecule；PRM）で認識する。パターン認識レセプター（PRR）には，Toll様レセプター（TLR），膜型C型レクチンなどがある（図Ⅳ-1-1）。このようなPRRは，細胞膜上に発現することが多いが，ウイルス核酸を認識するレセプターはエンドソーム膜に存在し，細胞内のウイルス核酸を認識し，細胞の活性化を引き起こす。食細胞上でTLRなどが微生物を認識すると，細胞内に情報を伝達し，腫瘍壊死因子α（TNFα）やIL（interleukin）-1などの感染初期応答（炎症）に必要なサイトカイン誘導を引き起こす。活性化された好中球などの食細胞は微生物を貪食する。

　b．食細胞の走化集合：微生物の感染は，血管外の組織で起こることもある。よって，好中球などの白血球を感染局所に集積させる必要がある。感染部位に近い血管内皮細胞は，活性化したマクロファージから産生されたTNFαやIL-1などの炎症性サイトカインによって，IL-8などのケモカインを産生する。サイトカインおよびケモカインはその作用により血管内皮細胞の接着性に変化を起こし，その結果，好中球などの白血球はケモカイン濃度の高い部位，すなわち微生物の感染局所に集積することになる。

　　c. **食細胞による殺菌**：食細胞の殺菌機構には，酸素依存的なものと酸素非依存的なものがある。好中球は貪食により，細胞膜上の NADPH オキシダーゼを活性化し，スーパーオキサイドアニオンを生成する。スーパーオキサイドアニオンは，過酸化水素に変更後，一重項酸素（$^1O_2$）やヒドロキシラジカルのような活性酸素種となり，殺菌作用を示す。また，L–アルギニンから一酸化窒素（NO）の産生，さらに活性酸素種と反応してパーオキシナイトライトを生成し，殺菌する。酸素非依存性の殺菌作用には，リソソームに含まれる種々の分解酵素が食胞内に放出され，殺菌分解されるものである。

2）補体の活性化　　補体はもともと複数の血漿タンパク質として存在している。細菌感染により補体が活性化され，膜傷害複合体（C5b–9）の形成によるグラム陰性菌〔ナイセリア菌（髄膜炎菌・淋菌）など〕の溶菌が生ずる（p.103，免疫学総論を参照）。さらに，補体活性化の過程で生成される補体 C5a による好中球およびマスト細胞（肥満細胞）の活性化を引き起こす。マスト細胞から放出されたヒスタミンやロイコトリエンは血管透過性を上昇させ，さらに好中球の血管外への遊走を助ける。また，C3 の分解産物により産生された C3b が結合（オプソニン化）して，食細胞による認識を高め，貪食作用を亢進させる。

（3）早期誘導反応を伴うリンパ球の感染防御への関与

1）ナチュラルキラー細胞（natural killer cell；NK 細胞）　　T 細胞マーカー（CD 3），膜免疫グロブリン陰性で，T 細胞でも B 細胞でもない大型で顆粒をもつリンパ球である。NK 細胞は，MHC クラス I 抗原の発現の低い，ある種の癌細胞やウイルス感染細胞を認識して殺す機能をもつ。NK 細胞は定常状態でも活性化した Tc 細胞に特徴的な形態をしており，そのままで細胞傷害性を示すことから，迅速な応答ができると考えられている。NK 細胞は，抗原特異的な Tc 細胞が獲得免疫応答により生じるまでのウイルス感染初期において非特異的な防御を担う。また，抗体の Fc 部分に対するレセプター（FcR）をもち，抗体で被覆された感染細胞を抗体依存性細胞介在性細胞傷害（ADCC，p.114参照）での機構で傷害する。細胞傷害機構は，パーフォリン，グランザイムなどの細胞質内顆粒による。

2）γδ型 T 細胞　　末梢血中 T 細胞のごく一部であり，比較的粘膜上皮内に広く分布する。このレセプター遺伝子は多様性が広くなく，細菌抗原やウイルス抗原に対する非常に限られた T 細胞レセプター（T cell receptor；TCR）レパートリーを有していることが明らかにされていることから，体組織の粘膜表面の防衛に重要な役割を果たしている可能性が高いと考えられている。

3）NKT 細胞　　T 細胞マーカーである CD 3 陽性で，形態学的には，NK 細胞に似ている顆粒をもつ T 細胞である。NKT 細胞は，NK 細胞レセプター（CD 161）と，抗原レセプター（TCR 類似）の両方を発現している。NKT 細

NADPH
ニコチンアミドアデニンジヌクレオシドリン酸（NADP）の還元型。

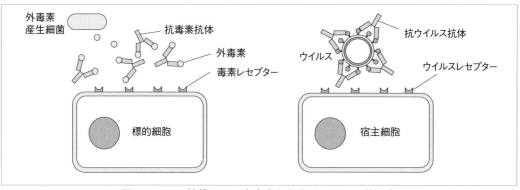

図Ⅳ-1-2　抗体による毒素中和とウイルスの吸着阻害
（杣源一郎：新版 微生物と免疫（林　修編著）．p.142，建帛社，2014）

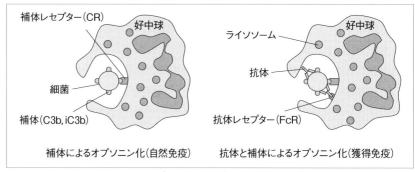

図Ⅳ-1-3　オプソニン化と貪食細胞による貪食殺菌
（杣源一郎：新版 微生物と免疫（林　修編著）．p.143，建帛社，2014）

胞と NK 細胞の共通点は，抑制レセプターを有しており，MHC 分子を失った標的細胞だけを傷害する点である。病原体に由来する脂質抗原を提示する CD 1d 分子に提示された抗原を認識し，活性化する。活性化された NKT 細胞は，サイトカイン（IL-4，IFNγ）を産生したり，Fas リガンドやパーフォリン，グランザイムにより細胞傷害活性を示す。感染に対して迅速に対応する。

（4）細菌に対する獲得免疫応答

1）特異抗体による感染防御　　抗体は特異性が高く，細菌の組織への定着を妨げる。粘膜面においては IgA，血流を介した細菌の定着には IgM，IgG が作用する。細菌の産生する毒素は病気の発症に強く関連しているが，これらも宿主細胞の特異的なレセプターと結合する。毒素に対する抗体は毒素のレセプターへの結合を中和し，組織傷害や発病を防ぐことができる（図Ⅳ-1-2）。また，補体の古典経路を活性化する。

2）オプソニン化と貪食細胞による貪食殺菌　　貪食細胞による細菌の貪食排除は主要な細菌排除機構である（図Ⅳ-1-3）。肺炎球菌やインフルエンザ菌などは莢膜を形成して，貪食細胞に認識されにくく，食作用からエスケープしようとする。それらに対し，抗体や補体が細菌に結合すると貪食細胞による認

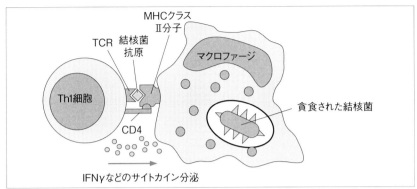

図Ⅳ-1-4　Th1細胞によるマクロファージの活性化
（杣源一郎：新版 微生物と免疫（林　修編著）. p.143, 建帛社, 2014）

識が高まり，貪食機能が亢進する。これはオプソニン効果と呼ばれている。マクロファージや好中球は多くの細菌を認識するレセプターを有しており，これにより異物を認識し貪食する。しかし，細菌に抗体（IgG, IgM）や補体（C3b, iC3b）が結合すると，貪食細胞の細胞膜上に存在するIgGレセプター（FcR）や補体レセプター（complement receptor；CR）と結合することで，認識を高め，処理・殺菌能が亢進する（図Ⅳ-1-3）。

3）Th1細胞による細胞性免疫活性化　　Th1細胞は抗原刺激によりIFNγ, IL-12などを産生する。これらのサイトカインはマクロファージや好中球，NK細胞に働き，貪食活性，サイトカイン産生能，活性酸素産生能などを高める。たとえばIFNγで活性化されたマクロファージは活性酸素や一酸化窒素（NO）の産生による酸素依存的な殺菌機構，リソソーム内の消化酵素産生による酸素非依存的な殺菌機構を高め，通常のマクロファージに貪食されても殺菌されない通性細胞内寄生性細菌〔結核菌（*Mycobacterium tuberculosis*），チフス菌（*Salmonella typhi*），レジオネラ菌（*Legionella*），リステリア菌（*Listeria*）など〕を殺菌できるようになる（図Ⅳ-1-4）。また，IFNγはマクロファージなどの抗原提示細胞に働き，MHCクラスⅠとⅡの発現を増加させることで抗原提示能を高める。さらに，細胞傷害性T細胞（キラーT細胞）を活性化し，感染細胞ごと死滅させる。これらのサイトカインはTh2サブセットへの分裂・増殖を阻害する作用が知られている。

（5）ウイルスに対する感染防御

　ウイルスは偏性細胞内寄生性の微生物であり，宿主の核酸とタンパク質合成装置を用いて増殖する。ウイルスはRNAゲノムやDNAゲノムをもつものなど多様な存在形式をとる。ウイルスの細胞内侵入は細胞膜上のレセプターとウイルス抗原との結合を介して始まる。細胞内に侵入したウイルスは細胞内で増殖し，宿主細胞を破壊する。非感染性の潜伏状態をとるものもある。宿主の免

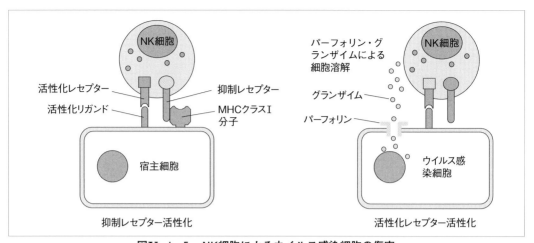

図Ⅳ-1-5　NK細胞によるウイルス感染細胞の傷害
（杣源一郎：新版 微生物と免疫（林　修編著）．p.144，建帛社，2014）

疫機構は自然免疫と獲得免疫を用いてウイルスの侵入を防御し，ウイルス感染
した細胞を排除することを行っている。

１）ウイルスに対する自然免疫応答

　a．インターフェロン（IFN）α／βによる感染拡大の阻害：自然免疫系では，
貪食細胞や感染細胞上の TLR 3 が 2 本鎖 RNA を，TLR 7 と TLR 8 が 1 本鎖
RNA を，さらに TLR 9 が非メチル化 CpG 配列の DNA を異物として認識し，
IFN α／β を産生する。これらは，直接感染細胞および周囲の非感染細胞の
抗ウイルス作用（ウイルス RNA の翻訳，ウイルスタンパク質合成阻害）を示
し，また，感染細胞の MHC クラス I 分子の発現を増強し，Tc 細胞の誘導を
促進する。

　b．ナチュラルキラー（NK）細胞によるウイルス感染細胞の傷害：NK 細胞
はウイルス感染細胞を傷害することでウイルスを排除する。獲得免疫が確立す
る以前の状況において NK 細胞が重要な初期のウイルス感染防御を担ってい
る。NK 細胞は MHC クラス I の発現が低下した細胞を標的とする。MHC ク
ラス I 分子を抑制性レセプターが認識した場合には NK 細胞は細胞傷害活性を
示さない（図Ⅳ-1-5）。ウイルスは Tc 細胞からの攻撃を回避するために，
MHC クラス I 抗原の発現量が低下していると考えられるが，これを NK 細胞
が補完している。また，IFN-γ を産生誘導し，マクロファージの抗ウイルス
活性を高める。

２）ウイルスに対する獲得免疫応答

　a．抗体によるウイルス吸着阻害：ウイルスのエンベロープやカプシドに対
する中和抗体が知られている（図Ⅳ-1-2）。粘膜で産生される分泌型 IgA 抗
体は気道や腸管からのウイルスの侵入を防除するのに重要である。また，抗体
はウイルス感染細胞を認識し，補体膜傷害複合体を誘導し細胞を傷害する。

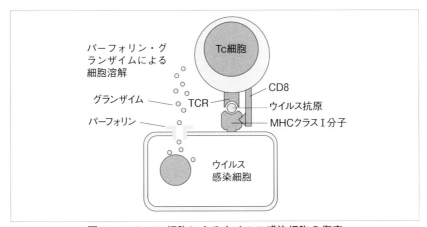

図Ⅳ-1-6　Tc細胞によるウイルス感染細胞の傷害
（杣源一郎：新版 微生物と免疫（林　修編著）．p.144，建帛社，2014）

さらに，NK 細胞の ADCC（p.114参照）により，ウイルス感染細胞を傷害することである。中和抗体はウイルスの吸着阻害により細胞から細胞へのウイルス感染の拡大を防ぐことができるが，一度細胞内にウイルスが侵入してしまった場合には抗体は細胞内に入ることができない。また，抗体によるウイルス感染予防の重要な点は，ウイルスの抗原性が変化しやすいためにワクチンの効果が特定のものに限定されることがある。

　b. 細胞傷害性 T 細胞（Tc 細胞）によるウイルス感染細胞の傷害：Tc 細胞がウイルス感染細胞を傷害することで，ウイルス感染を防御している（図Ⅳ-1-6）。Tc 細胞が機能するためには標的細胞上に MHC クラス Ⅰ に特異的な抗原（ウイルス抗原）の提示が必要である。すべての細胞は MHC クラス Ⅰ を発現しているので，ウイルス感染細胞はウイルス由来の抗原を MHC クラス Ⅰ 上に発現する。Tc 細胞はこれを標的としてパーフォリンなどを介して細胞傷害性を発揮する。

　c. Th 細胞によるウイルス感染防御反応の調節：Th 細胞もウイルスの感染免疫において重要である。ヒト免疫不全ウイルス（HIV）は Th 細胞に感染し後天性免疫不全症候群（AIDS）を引き起こすことから，このことがわかる。Th 細胞は，Tc 細胞の機能を増強するサイトカイン産生によって，マクロファージを活性化し，抗ウイルス作用を増強させたり，特異抗体産生誘導にかかわっている。

参考文献
＊Abbas, AK., Lichtman, AH., Pillai, S.（eds）：Cellular and Molecular Immunology 7 th ed. Saunders, 2013
＊杣源一郎：「感染と生体防御」，新版微生物と免疫（林　修編著）．pp.137-145，建帛社，2014

第2章 感染症と原因微生物

1 気道感染症

気道
気道は鼻前庭，鼻腔，喉頭，気管，気管支，細気管支で構成される。鼻前庭から喉頭までを上気道，気管から細気管支までを下気道という。

気道は常に外界と接しているため微生物の侵入を受けやすく，あらゆる感染症のうち最も発症率が高い。また，上気道には多種の常在菌が存在し，何らかの原因で下気道や肺胞へ侵入して内因感染を生ずることもある。感染経路は主に飛沫感染，接触感染，空気感染である。

（1）特定微生物による主な気道感染症

内因感染
自己常在微生物による感染をいう。

1）結核〔tuberculosis（2類）〕

原因微生物は結核菌（*Mycobacterium tuberculosis*）である。マイコバクテリウム属（*Genus Mycobacterium*）は，細胞の特性により抗酸菌とも呼ばれる。

抗酸菌
結核菌は染まりにくいが，加温によって一度染色されると，酸やアルコールによって脱色されにくいという性質をもっている。この性質はマイコバクテリウム属の重要な特徴で抗酸菌とも呼ばれる。

感染源は患者の痰で，主に空気感染，飛沫感染である。結核の約90％が肺結核であり，肺の感染巣からリンパ行性，血行性に広がると，種々の臓器に病巣をつくる。これを粟粒結核という。

既往の有無を調べるための検査にツベルクリン反応検査やクオンティフェロン（QFT）検査がある。現在は，QFT検査が採用されている。治療は化学療法による。治療中の菌の耐性化防止と副作用軽減のため，多剤併用療法が行われる。世界保健機関（World Health Organization；WHO）は，治療脱落と多剤耐性結核を防ぐため，DOTSを推奨している。予防はBCGワクチン（p. 95参照）による。

化学療法剤（抗結核剤）
・イソニアジド
・リファンピシン
・ピラジナミド
・ストレプトマイシン
・エタンブトール

2）ジフテリア〔diphtheria（2類）〕

原因微生物はジフテリア菌（*Corynebacterium diphtheriae*）である。主に小児の疾患である。鼻咽頭や喉頭で増殖して偽膜を形成し，気道閉塞に至ることもある。増殖しながら大量のジフテリア毒素を産生し，心筋炎や運動神経障害を起こす。治療は抗毒素血清療法と化学療法との併用が望ましい。

DOTS
directly observed treatment, short-course；直接監視下短期療法。医療従事者により患者が確実に服用したことを確認する方法。

3）重症急性呼吸器症候群〔severe acute respiratory syndrome；SARS（2類）〕

原因微生物はSARSコロナウイルス（*Severe acute respiratory syndrome coronavirus*）である。感染経路，病原性など，不明な点が多い。感染者の80％は

回復するが，約20％は呼吸切迫症候群へ進行し，死に至る場合もある。

４）オウム病〔psittacosis（4 類）〕

原因微生物はオウム病クラミジア（*Chlamydophila psittaci*）である。感染しているトリが排泄した菌を経気道的に吸入して感染する。人畜共通感染症で（p.168参照）ある。通常ヒトからヒトへの直接感染はない。

５）レジオネラ症〔legionnaires' disease（4 類）〕

原因微生物はレジオネラ・ニューモフィラ（*Legionella pneumophila*）である。自然界に常在し，空調冷却塔水，循環式浴槽などの人工環境でも増殖する。菌を含んだ水の誤嚥やエアロゾルを吸入することで感染する。主に高齢者，糖尿病患者など易感染宿主が罹患する日和見感染と考えられる。ヒトからヒトへの感染は確認されていない。

６）インフルエンザ〔influenza（5 類定点把握）〕

原因微生物はインフルエンザウイルス（*Influenza virus*）である。発熱，悪寒，頭痛，筋肉痛などの全身症状が突然あらわれる。合併症がなければ 2 ～ 7 日で治癒する。高齢者や小児では肺炎や脳症を合併する場合もある。肺炎は原発性のことは少なく，上気道常在細菌による二次感染が多い。

インフルエンザウイルスは，ウイルス核タンパク質の抗原性によって A，B，C 型に分類される。A 型と B 型は，ウイルス糖タンパク質である赤血球凝集素（hemagglutinin；HA）と，ノイラミニダーゼ（neuraminidase；NA）をもち，A 型はさらに多くの亜型が存在する。この糖タンパク質の多様性が A 型インフルエンザの世界的大流行（パンデミック）を引き起こす原因である。

７）A 群溶血性レンサ球菌咽頭炎〔group A streptococcal pharyngitis（5 類定点把握）〕

原因微生物は化膿レンサ球菌（*Streptococcus pyogenes*）である。主に若年者の疾患である。化膿レンサ球菌は咽頭で増殖し，その際に産生される発赤毒素が全身に達して皮膚に発赤を生じることがあり，猩紅熱と呼ばれる。咽頭炎の罹患後に急性糸球体腎炎やリウマチ熱などを続発することがある。

８）百日咳〔pertussis（5 類全数把握）〕

原因微生物は百日咳菌（*Bordetella pertussis*）である。主に小児の疾患である。臨床経過はカタル期，痙咳期，回復期の 3 期に分けられる。カタル期では上気道で原因菌が増殖しているため，飛沫は感染性が高い。痙咳期では百日咳毒素（pertussis toxin；PT）や繊維状赤血球凝集素（filamentous hemagglutinin；FHA）などによって気道上皮細胞に炎症が生じ，発作性の咳が頻発する。

９）マイコプラズマ肺炎〔mycoplasma pneumonia（5 類定点把握）〕

原因微生物は肺炎マイコプラズマ（*Mycoplasma pneumoniae*）である。飛沫によりヒトからヒトへ感染する。初期症状は発熱，全身倦怠，頭痛，咳である。一般症状は軽いが，重症肺炎になることもある。

A 型インフルエンザの亜型
A 型 は HA 16種（H 1 ～16），NA 9 種（N 1 ～ 9）の亜型が存在する。B 型と C 型に亜型は存在しない。

インフルエンザウイルスの自然宿主
A 型インフルエンザウイルスの自然宿主はカモである。カモからはすべての亜型が分離されており，カモは通常不顕性である。

A 群レンサ球菌
S. pyogenes は A 群レンサ球菌とも呼ばれる。レンサ球菌は，細胞壁多糖体抗原に基づいて分類されており（ランスフィールドの分類），*S. pyogenes* は A 群，*S. agalactiae* は B 群である。

肺炎マイコプラズマ
細菌のなかでは最も小さい。細胞壁がないため，細胞壁合成阻害剤である β ラクタム系薬剤は無効である。治療にはテトラサイクリン系，マクロライド系が有効である。

10 ）クラミジア肺炎〔Chlamydophila pneumonia（5 類定点把握）〕

原因微生物は肺炎クラミジア（*Chlamydophila pneumoniae*）である。飛沫によりヒトからヒトへ感染する。主に小児や高齢者に感染する。上気道に初感染し，下降して肺炎に至る。

（2）ウイルスによる気道感染症

上気道感染症の大部分の原因微生物はウイルスによる。急性呼吸器感染症の約50％がヒトライノウイルス（*Human rhinovirus*）である。他にヒトアデノウイルス（*Human adenovirus*），ヒトパラインフルエンザウイルス（*Human parainfluenza virus*），ヒトコクサッキーウイルス（*Human coxsackievirus*），ヒトエコーウイルス（*Human echovirus*），ヒトコロナウイルス（*Human coronavirus*），ヒト RS ウイルス（*Human respiratory syncytial virus*）などがある。いずれも主に乳幼児に感染し，感冒症状を示す。ヒトアデノウイルスは，血清型で疾患が異なり，乳児の肺炎は重篤になることもある。ヒトパラインフルエンザウイルス 1 〜 3 型は，下気道炎を起こすウイルスとして重要視されている。RS ウイルスは生後 6 か月未満の乳児に重篤な細気管支炎や肺炎を引き起こす。

アデノウイルスによる
気道感染症と主な血清
型

疾患	血清型
咽頭炎	1, 2, 5
肺炎	3, 7

RS ウイルス感染症
2002年に抗 RS ウイルスヒト化モノクローナル抗体製剤であるパリビズマブ（palivizumab）が認可されており，ハイリスク児に対して感染予防を目的とした受動免疫療法が行われている。

（3）上気道常在菌による肺炎

肺炎レンサ球菌（*Streptococcus pneumoniae*），インフルエンザ菌（*Haemophilus influenzae*），黄色ブドウ球菌（*Staphylococcus aureus*），肺炎桿菌（*Klebsiella pneumoniae*）は主な上気道常在微生物である。これらによる肺炎はインフルエンザや他のウイルスによる気道感染症に続発することが多い。

（4）環境由来真菌による肺炎

アスペルギルス・フミガーツス（*Aspergillus fumigatus*），クリプトコックス・ネオフォルマンス（*Cryptococcus neoformans*），ニューモシスチス・イロベチイ（*Pneumocystis jirovecii*）は環境に存在する。クリプトコックス・ネオフォルマンスはハトのふん便中に存在する。いずれも感染防御能減弱者に日和見感染としてみられる。

2 神経感染症

神経系に急性感染を起こすウイルスが血液や末梢神経線維等から侵入すると，髄膜炎，脳炎，脊髄炎などが起こる。この項では脳の実質に炎症を起こす代表的な神経感染症を示す。

1 ）日本脳炎〔Japanese encephalitis（4 類）〕　　日本脳炎ウイルス（*Japanese*

encephalitis virus）はフラビウイルス属に属する。ブタ−カ−ブタの感染環を形成している。感染ブタはウイルス血症を起こし，ブタを吸血したカがヒトを吸血して感染させる。この場合のブタを増幅動物という。ヒトの血液中ウイルス量はわずかでヒト−カ−ヒト感染は生じない。ヒトへの感染は大分部不顕性であるが，発症すると，突発的な高熱，頭痛，悪心・嘔吐，項部硬直などがみられる（潜伏期は 7 〜15日）。さらに痙攣や意識障害などを呈し，致死率は30％に達する。治癒しても後遺症が残ることは少なくない。極東から東南アジア，南アジアに広く分布しているが，日本での発症者は年間数人程度である。抗体測定により診断され，治療は対症療法による。予防には不活化ワクチンを用いる。

2 ）ウエストナイル熱〔West Nile fever (4 類）〕　　ウエストナイルウイルス（*West Nile virus*）はフラビウイルス属に属する。このウイルスは節足動物が媒介して感染する。自然界ではトリとカの間で感染環を形成している。トリを吸血したカがヒトを刺して感染させる。元来の流行地はアフリカや中近東で，これらの地域では感染しても大分部は不顕性である。発症しても一般に予後のよい熱性疾患で，一週間程度で回復する。しかし，感染者の一部では，脳炎や髄膜炎を発症し，高熱，頭痛，麻痺，昏睡，痙攣などの症状を呈する場合がある。日本での発生はないが，2005年に輸入感染症例が報告されている。

3 ）急性灰白髄炎（ポリオ）〔poliomyelitis (2 類）〕　　ポリオウイルス（*Poliovirus*）はエンテロウイルス属に属する。宿主はヒトで，主に小児の疾患である。感染者のふん便が感染源となる。感染しても90％以上は不顕性感染である。発症すると，通常 1 〜 3 週の潜伏期を経て，発熱，咽頭痛，嘔気，腹痛がみられ，髄膜炎を伴うこともある。多くの場合，麻痺症状を伴わず数日で回復する。しかし重症化すると，四肢の弛緩麻痺，筋肉萎縮，呼吸困難などを起こし，致死率は小児で 2 〜 5 ％，成人で10〜30％に達する。死に至らずとも麻痺が回復せずに永続的な後遺症となることもある。ポリオウイルスは咽頭や腸管の粘膜や所属リンパ組織で増殖し，ウイルス血症を起こし中枢神経系に達する。ウイルスはふん便に排泄される。ワクチンには弱毒生ワクチン（セービンワクチン）と不活化ワクチン（ソークワクチン）がある。日本ではセービンワクチンが用いられていたが，それに代わり2012年からソークワクチンが用いられるようになった。抗体測定により診断され，治療は対症療法による。

4 ）狂犬病〔rabis (4 類）〕　　狂犬病ウイルス（*Rabies virus*）はリッサウイルス属に属する。すべての哺乳動物が感染する。自然界では，イヌの他にキツネ，コウモリ，アライグマなどで感染が確認されている。狂犬病は，動物の咬傷から入ったウイルスが筋肉の中で増殖し，それが神経線維を伝わって脊髄，脳に入り，炎症を起こす。潜伏期が長い（多くの例で30〜90日）ことが特徴で，この潜伏期間中に抗狂犬病ウイルス免疫グロブリンを用いて曝露後予防を適切に行えば，発病を阻止できる。しかし，いったん発病すると治療法がなく，短

カ媒介性脳炎
北米の西部ウマ脳炎ウイルス（*Western equine encephalitis virus*, 増幅動物は哺乳類，トリ），東部ウマ脳炎ウイルス（*Eastern equine encephalitis virus*, 哺乳類，トリ），南米のベネズエラウマ脳炎ウイルス（*Venezuelan equine encephalitis virus*, 哺乳類），アフリカや中近東のリフトバレー熱ウイルス（*Rift Valley fever virus*, 哺乳類）は日本脳炎やウエストナイル熱と同様にカ媒介性急性脳炎である。いずれも 4 類感染症である。

ワクチン株による麻痺症状
弱毒生ワクチンの接種後，まれに麻痺症状があらわれることがある。また，ワクチン株がふん便中に排泄され，きわめてまれに接触者に麻痺症状があらわれることがある。

ポリオの根絶
WHO はワクチン接種の普及によるポリオの撲滅を目指しており，近年，日本での発症者の報告例はない。日本を含む西太平洋地域では2000年10月に根絶宣言が出された。しかし，全世界ではまだ根絶に至っていない。

期間で死に至る。狂犬病は，米国や中南米，中国，東南アジア，アフリカ諸国では今でもかなりの数の発生が報告されている。日本では，1957年以降発生は確認されていないが，1970年に1例，2006年に2例の輸入感染症例が報告されている。

3　消化器感染症

（1）細菌による消化器感染症

経口感染し，感染力が強く，感染者や保菌者のふん便で汚染された手指などを介した二次感染がみられるため，3類感染症に規定されている。

1）腸管出血性大腸菌感染症〔enterohaemorrhagic *Escherichia coli*（EHEC）infection（3類）〕　大腸菌（*Escherichia coli*）はヒトの正常細菌叢を構成する代表的な菌であるが，ある種の大腸菌は腸炎の原因となる。このような常在性大腸菌と異なる一群の大腸菌を，下痢原性大腸菌と呼び，5種類（腸管病原性大腸菌，腸管毒素原性大腸菌，腸管組織侵入性大腸菌，腸管出血性大腸菌，腸管凝集性大腸菌）が存在し，腸管出血性大腸菌（EHEC）はそのなかの1つである。EHEC は主としてこの病原体を保菌している動物から産生された食品を摂取した宿主において発症する。また，ヒト–ヒト感染も起こりうる。潜伏期は通常3〜5日で，激しい腹痛と下痢で発症する。EHEC は腸管上皮細胞に定着してベロ毒素（タンパク質合成を阻害する細胞毒素）を産生し，内皮細胞を傷害し，血性下痢（出血性大腸炎）などを引き起こす。この種の菌はまた，5〜10歳の小児に対して重篤な急性腎不全である溶血性尿毒症症候群（hemolytic uremic syndrome；HUS）や脳症を併発することがある。HUS は急性腎障害，血小板減少，溶血性貧血を主徴とし，死に至ることもある。

2）細菌性赤痢〔bacillary dysentery（3類）〕　赤痢菌（*Shigella*）の感染源は主に感染者や保菌者のふん便で汚染された飲食物である。潜伏期は1〜5日で，発熱，下痢，腹痛で発症する。重症例では，大腸上皮細胞の炎症に伴って，頻回の便意（しぶり腹，テネスムス）をもよおし，膿粘血便を少量ずつ排泄する。A亜群の感染で重症のことが多いが，日本では大部分がBとD亜群による。赤痢菌は小児に感染しやすく，保育施設などで流行することがある。成人では流行地域からの帰国者に多い。

3）腸チフス，パラチフス〔typhoid fever, paratyphoid（3類）〕　チフス菌（*Salmonella typhi*）とパラチフス（*Salmonella paratyphi*）A菌の宿主はヒトで，感染源は感染者や保菌者のふん便で汚染された飲食物である。菌は小腸上皮細胞に侵入して，腸管粘膜下リンパ組織や腸間膜リンパ節で増殖して菌血症を起こす。このとき悪寒・戦慄を伴う段階的に上昇する高熱で発症する。潜伏期は

ベロ毒素
ベロ毒素の名前はベロ細胞（サル由来の細胞）に細胞変性効果を示すことによる。志賀毒素様毒素としても知られ，志賀赤痢菌（*Shigella dysenteriae*）が産生する毒素と類似している。毒素は，ヒトのリボソームの大サブユニット中にある28S rRNA の特定部位のアデニンを取り去ることでタンパク質合成を不活化する。

大腸菌の血清型
大腸菌の血清型はO抗原（菌体抗原），H抗原（鞭毛抗原），K抗原（莢膜抗原）に基づく。腸管出血性大腸菌はO157，O26，O111，O145などの型に分布しているが，そのなかでもO157：H7によるものが全体の約60％を占めている。

1〜3週である。菌血症によって脾臓，骨髄，肝臓，腎臓などに転移し，白血球減少，脾腫，バラ疹などがあらわれる。胆管から小腸に達した菌は，パイエル板で増殖して潰瘍_{かいよう}をつくり，腸穿孔_{せんこう}，腸出血などの原因となる。回復後に胆囊_{たんのう}内持続保菌者となることがあり，感染源となる。

4）コレラ〔cholera（3類）〕　コレラ菌（*Vibrio cholerae*）O1型，O139型が原因である。感染源は感染者のふん便で汚染された飲食物である。1〜3日の潜伏期を経て，激しい下痢と嘔吐で発症し，便は米のとぎ汁様を呈する。コレラ菌は小腸に達して増殖する際にコレラ毒素を産生する。コレラ毒素は小腸上皮細胞に入って腸粘膜の水分透過性を亢進させる。胃切除者では胃酸による殺菌が十分機能せず，重症化しやすいので，生ものの摂取は要注意である。治療は化学療法と補液による。経口補水液（oral rehydration salts；ORS）の普及によって流行地でも致死率は5％以下に低下した。

（2）ウイルスによる感染性胃腸炎

ウイルスは増殖に生きた細胞を必要とし，飲食物中で増殖することはない。したがって，感染源は感染者で，ふん便や吐物で汚染された飲食物を介して感染する。吐物が乾燥し空気感染する場合もある。

1）ロタウイルス腸炎〔Rotavirus enteritis（5類定点把握）〕　主に冬季に生後6か月以降の乳幼児に散発的に流行する。潜伏期間は1〜2日で，嘔吐と下痢で発症する。頻回の下痢があって，発熱と嘔吐を伴う場合には脱水に陥りやすく，補液が必要となる。1〜3日で回復する。

2）ノロウイルス腸炎〔Norovirus enteritis（5類定点把握）〕　主に冬季に全年齢層にみられる。1〜2日の潜伏期を経て，嘔気・嘔吐，下痢，腹痛で発症する。一般に症状は軽く，1〜3日で回復する。ヒトへは特にカキなどの二枚貝の生食で感染し，また，感染者のふん便や吐物で汚染された手指などを介した二次感染によっても流行する。ノロウイルスを含んだ吐物が乾燥し空気感染する場合もある。10〜100個程度のわずかな量で感染するため，しばしば大規模な集団感染を起こす。大量調理での対策として，食品の中心温度が85℃以上1分以上で感染性がなくなるとされている。

（3）細菌による腸炎

細菌による腸炎（食中毒）は，感染型（5類定点把握）と毒素型に大別される（表Ⅳ-2-1）。感染型食中毒は，細菌が腸管上皮細胞に侵入して増殖する場合と，腸管内で増殖する際に腸管毒（エンテロトキシン）を産生する場合がある。いずれでも発症に要する菌量は3類感染症に比較して多量で，いったん食品中で増殖する段階を必要とする。したがって，通常，感染者からの二次感染はみられない。一方，毒素型食中毒は，菌が食品中に産生した毒素を摂取す

ノロウイルス感染と免疫
ノロウイルスは10〜100個程度の少ないウイルス量で感染が成立すること，回復後数週間便中にウイルスを排泄すること，塩素による不活化に抵抗性であること，85℃，1分以上の加熱でないと不活化できない熱抵抗性であること，環境中での乾燥に抵抗性であること，などにより環境中で感染力が長く保持される。また，感染に続く免疫は短期間で，再感染が起きうる。

黄色ブドウ球菌のエンテロトキシン
黄色ブドウ球菌の全分離株のおよそ半数がエンテロトキシンを産生している。エンテロトキシンは耐熱性で，100℃，30分間の加熱でも破壊されず，また，胃酸と胃・小腸の酵素に耐性である。

表Ⅳ-2-1　主な食中毒菌

	食中毒菌		潜伏期	症状	主な原因食
感染型	腸炎ビブリオ (*Vibrio parahaemolyticus*)		平均10〜18時間	腹痛，嘔吐，下痢，発熱	海産魚介類
	サルモネラ属 (*Salmonella*)		平均12〜24時間	下痢，腹痛，嘔吐，発熱	獣肉，鶏肉，卵，乳製品
	下痢原性大腸菌	腸管病原性大腸菌 (enteropathogenic *Escherichia coli*；EPEC)	12〜72時間	下痢，腹痛，嘔吐，発熱	保菌獣のふん便で汚染された飲食物
		腸管毒素原性大腸菌 (enterotoxigenic *Escherichia coli*；ETEC)	13〜83時間		
		腸管組織侵入性大腸菌 (enteroinvasive *Escherichia coli*；EIEC)	12〜48時間		
		腸管付着性大腸菌 (enteroadherent *Escherichia coli*；EAEC)	7〜48時間		
	キャンピロバクター・ジェジュニ/コリ (*Camphylobacter jejuni/coli*)		2〜3日	水様性下痢，腹痛，発熱，嘔吐	鶏肉，獣肉
	ウェルシュ菌 (*Clostridium perfringens*)		平均10〜12時間	腹痛，下痢が主	食肉とその加工品，魚介類を材料とした食品
	バチルス・セレウス (*Bacillus cereus*)		下痢型：8〜16時間 嘔吐型：1〜5時間	下痢型は比較的軽い下痢，腹痛 嘔吐型は悪心，嘔吐	下痢型：食肉，乳，魚介類の加工品 嘔吐型：米飯類，麺類，豆腐など
	腸炎エルシニア (*Yersinia enterocolitica*)		12時間〜6日	発熱，下痢，嘔吐，腹痛が主	獣肉
毒素型	黄色ブドウ球菌 (*Staphylococcus aureus*)		平均2〜3時間	悪心，嘔吐，腹痛，下痢	手で調理する食品，牛乳，乳製品，獣肉加工品
	ボツリヌス菌 (*Clostridium botulinum*)		平均12〜24時間	複視，嚥下困難，嗄声，呼吸麻痺で死亡	自家製いずし，自家製缶詰，真空パック食品など

ボツリヌス毒素
ボツリヌス毒素にはA〜G型まであるが，ヒトにおけるボツリヌス症のほとんどはA，B，E型によって起こる。食品より摂取されたボツリヌス毒素は消化を逃れて腸管壁を通り，消化管から体内に入る。さらに，神経筋接合部で末梢神経末に働き，アセチルコリンのシナプス前分泌を抑制する。それにより筋収縮が抑えられて弛緩性麻痺が起こる。毒素は80℃，30分の加熱で失活する。

ることで発症する。黄色ブドウ球菌の腸管毒やボツリヌス菌（*Clostridium botulinum*）のボツリヌス毒素は，ペプシンに抵抗性で胃において分解されない。発症要因が毒素であるため二次感染はみられない。

1）腸炎ビブリオ腸炎〔Vibrio parahaemolyticus enteritis（5類定点把握）〕
腸炎ビブリオ（*Vibrio parahaemolyticus*）は，1950年にわが国で発見され分離・同定された唯一の食中毒原因菌である。海に生息する好塩性菌であることから，主に海産の魚介類に付着しており，生鮮海産魚介類の生食を介した経口感染が主で，菌が食品中で増殖しやすい夏季に発生する。潜伏期は6〜12時間，ふん便は水様性で，時に粘血便である。通常，数日〜1週で軽快する。

2）サルモネラ腸炎〔Salmonella enteritis（5類定点把握）〕　サルモネラ属菌（*Salmonella*）は，家畜，家禽が保菌し，食肉，卵，乳製品などが原因食となる。イヌ，ネコ，カメなども保菌しており，それらとの接触感染もある。潜伏期は8〜48時間，主な症状は下痢，腹痛，嘔気・嘔吐で，発熱を伴うこと

が多い。ふん便は水様性で，時に粘血便である。通常，1〜4日で回復する。小児では菌血症を起こし重症化する場合がある。

3）キャンピロバクター腸炎〔Campylobacter enteritis（5類定点把握）〕
キャンピロバクター・ジェジュニ（*Camphylobacter jejuni*）やキャンピロバクター・コリ（*C. coli*）は，家禽，家畜などが保菌し，食肉が主な原因食であり，鶏肉の80％が本菌に汚染されるといわれている。イヌ，ネコなどのペットも保菌しており，それらとの接触で感染することもある。潜伏期は2〜5日と比較的長い。主な症状は下痢，腹痛で，発熱を伴うことが多い。

4）黄色ブドウ球菌食中毒（staphylococcal food poisoning）　黄色ブドウ球菌は皮膚や鼻腔の常在菌である。直接手で調理する食品も多いことから，あらゆる食品が原因食となりうる。また，皮膚化膿症由来の黄色ブドウ球菌による汚染もある。菌が食品中で増殖する際に産生する耐熱性でタンパク質分解酵素抵抗性の腸管毒の摂取によって発症する。毒素型食中毒であることから，0.5〜6時間の短い潜伏期を経て，中枢に作用して嘔気・嘔吐を引き起こし，腹痛を発症する。重症例では脱水症状を呈することがあるが，数日で軽快する。

5）ボツリヌス症〔botulism（4類）〕　ボツリヌス菌は芽胞を形成する偏性嫌気性菌で，土壌や河川などに分布し，魚介類や動物の腸管内などにも存在する。食中毒事例として自家製いずしや自家製缶詰などがある。毒素型食中毒であるので，食品中でボツリヌス菌が増殖し，死滅して自己融解する際に菌体内のボツリヌス毒素（神経伝達物質を阻害する神経毒素）が食品中に漏出する。摂取された毒素は腸管から吸収されて神経系に達し，弛緩性麻痺を起こす。初期症状として嘔気・嘔吐，脱力，倦怠感，めまいがあらわれ，続いて眼瞼下垂，散瞳，複視，発語障害，嚥下障害などがみられる。患者は発症後3〜7日で心臓麻痺や呼吸麻痺によって死に至る。致死率は30〜60％に達する。発症早期にのみ多価抗毒素血清が有効である。

（4）原虫による腸炎

腸炎の主な原因原虫である赤痢アメーバ（*Entamoeba histolytica*），ランブル鞭毛虫（*Giardia intestinalis*），小形クリプトスポリジウム（*Cryptosporidium parvum*）などはヒト，イヌ，ネコ，ウシ，ブタなどに感染し，そのふん便が感染源となる。原虫は発育の過程で異なる形態をとる。そのうち嚢子（シスト）や嚢胞体（オーシスト）は胃液による殺菌に抵抗性で，これらの経口感染によって発症する。ランブル鞭毛虫の嚢子とクリプトスポリジウムの嚢胞体は，塩素消毒に抵抗性で，水源汚染による水系感染事例もある。

1）アメーバ赤痢〔amebic dysentery（5類全数把握）〕　感染源は主に慢性大腸炎患者のふん便で，数日〜数か月の潜伏期を経て，下痢，腹痛で発症する。嚢子は小腸で栄養虫体となり大腸上皮細胞に侵入して潰瘍をつくる。イチ

ゴゼリー状の粘血便がみられる。適切な化学療法を行わないと慢性大腸炎となり，栄養型虫体が門脈を経て肝に達して膿瘍をつくる。肺，脳，脾臓などに転移することもある。

（5）常在細菌による消化器感染症

１）ヘリコバクター感染症(Helicobacter infection)　ピロリ菌(*Helicobacter pylori*) は1983年に発見され，胃炎や胃・十二指腸潰瘍，MALT リンパ腫，胃癌などの各種消化器疾患の原因とされている。菌は，生息場所が粘液層であることと，菌の産生するウレアーゼによって尿素から生成されるアンモニアが胃酸を中和することにより，本菌の胃における生存を可能にしている。アンモニア，空胞化細胞毒素，細胞毒素関連遺伝子 A タンパク質などが胃上皮細胞を傷害し，胃炎や胃潰瘍となる。治療や発症予防のために化学療法が有効である。

4　性感染症

性感染症（sexually transmitted infection；STI）は，主に性行為によって感染するものに加え，他に感染経路がある疾患でも性行為によって感染するものをすべて含む。主に性行為によって感染する疾患を表Ⅳ-2-2に示す。

細菌性の性感染症としては，代表的なものに梅毒〔syphilis（5類全数把握）〕，淋菌感染症〔gonococcal infection（5類定点把握）〕，性器クラミジア感染症〔genital chlamidal infection（5類定点把握）〕がある。治療はいずれも化学療法が有効であるが，症状の進行した梅毒（皮膚潰瘍とゴム腫，中枢神経症状）に対しては，無効である。

ウイルス性感染症としては，代表的なものに性器ヘルペスウイルス感染症〔genital herpes（5類定点把握）〕，後天性免疫不全症候群〔acquired immune deficiency syndrome；AIDS（5類全数把握）〕，成人 T 細胞白血病（adult T cell leukemia；ATL），性器ヒトパピローマウイルス感染症（genital human papillomavirus infection）がある。

AIDS の原因ウイルスであるヒト免疫不全ウイルス（*Human immunodeficiency virus*；HIV）には，世界中にみられる HIV-1 と西アフリカで流行している HIV-2 がある。HIV ウイルスは感染者の精液，膣分泌液，血液，母乳などに主に CD4$^+$ T 細胞（Th 細胞）に感染した状態で存在する。感染者は男性同性愛者に多いが，性行為以外に静注薬物濫用による汚染注射器を介する感染や母児感染もみられる。感染した Th 細胞は死滅と補充を繰り返しながら徐々に数を減らし，免疫が有効に機能しなくなる（無症候期から AIDS 関連症候群への移行）。Th 細胞が200／μL 以下になると AIDS となる。AIDS では免疫不全の結果，日和見感染，悪性腫瘍（カポジ肉腫など），中枢

偽膜性大腸炎
ディフィシレ菌は腸管内の正常細菌叢の一部を構成する。化学療法によって細菌叢が攪乱されると，本菌が異常に増殖し発症する。増殖に際し産生する A 毒素（腸管毒）と B 毒素（細胞毒）が大腸粘膜の潰瘍化と偽膜形成の原因である。

性行為以外でも感染する STI の原因微生物
- A 型肝炎ウイルス（*Hepatitis A virus*）
- B 型肝炎ウイルス（*Hepatitis B virus*）
- ヒトサイトメガロウイルス（Human cytomegalovirus）
- EB ウイルス（Epstein-Barr virus）
- 伝染性軟疣腫ウイルス（*Molluscum contagiosum virus*）
- カンジダ・アルビカンス（*Candida albicans*）
- 赤痢アメーバ（*Entamoeba histolytica*）
- ランブル鞭毛虫（*Giardia lamblia*）
- 小形クリプトスポリジウム（*Cryptosporidium parvum*）

AIDS の治療に用いられる薬剤
逆転写酵素阻害剤
- ジブドジン＋（ザルシタビン，ジダノシン，ラミブジンの1剤）
- サタブジン＋（ジダノシン，ラミブジンの1剤）
プロテアーゼ阻害剤
- インディナビル
- リトナビル
- サキナビル
- ネルフィナビル

表Ⅳ-2-2　性感染症の主な原因微生物

疾患		原因微生物	主な化学療法剤
細菌	梅毒	梅毒トレポネーマ（*Treponema pallidum*）	ペニシリン
	淋菌感染症	淋菌（*Neisseria gonorrhoeae*）	セフィキシム
	軟性下疳	ヘモフィルス・デュクレイー（*Haemophilus ducreyi*）	エリスロマイシン，キノロン系
	性器クラミジア感染症	トラコーマクラミジア・トラコーマ型（*Chlamydia trachomatis* biovar *trachoma*）	テトラサイクリン系，エリスロマイシン，キノロン系
ウイルス	性器ヘルペス	単純ヘルペスウイルス1型，2型（*Herpes simplex virus 1, 2*）	アシクロビル，バラシクロビル，ビダラビン，ガンシクロビル
	後天性免疫不全症候群（AIDS）	ヒト免疫不全ウイルス（*Human immunodeficiency virus 1, 2*）	逆転写酵素阻害剤2剤とプロテアーゼ阻害剤1剤の併用
	成人T細胞白血病	ヒトT細胞白血病ウイルス1型（*Human T lymphotropic virus 1*）	
	性器ヒトパピローマウイルス感染症	ヒトパピローマウイルス（*Human papillomavirus*）	
原虫	性器トリコモナス感染症	腟トリコモナス（*Trichomonas vaginalis*）	メトロニダゾール，チニダゾール

神経症状などを合併し，多くの場合2～3年で死亡する。経過中に産生される抗体は診断の指標として役立つが，ウイルスを除去することはできない。治療薬もHIV感染を根治することはできない。

ヒトパピローマウイルス（*Human papillomavirus*；HPV）には120種類以上の遺伝型があり，起こす疾患も異なる。尖圭コンジローマ（5類定点把握）は主にHPV-6および-11の感染によるが無痛性の乳頭状疣贅（いぼ）を形成する。一方，子宮頸部上皮内癌，浸潤癌にはHPV-16などの遺伝子が高率に検出され，それらの遺伝子産物が癌抑制物質の機能を失わせ細胞を癌化させると考えられている。

性器トリコモナス感染症（genital trichomonas infection）は，女性では主に腟に感染し，発症後，腟，外陰部にびらん，尿路感染後，尿道炎，膀胱炎を呈することもある。男性では無症候性に経過することが多い。

疾患とヒトパピローマウイルスの遺伝型

疾患	遺伝型
尖圭コンジローマ	6，11
子宮頸部上皮内癌，浸潤癌	16，18，31，33，35，45，51，52，58，他
疣贅状表皮発育異常症	5，8，12，14，17，他
尋常性疣贅	2，27，57
深在性足底疣贅	1
扁平疣贅	3，10

5　尿路感染症

（1）単純性尿路感染症

1）膀胱炎，腎盂炎，腎盂腎炎（cystitis, pyelitis, pyelonephritis）　尿路に結石や腫瘍などの基礎疾患がない場合を単純性尿路感染といい，主に女性の疾患である。尿道口周囲には腸管常在菌や皮膚常在菌が定着しており，これらが種々の誘因により尿道を経て膀胱に侵入し，時に腎臓まで及ぶ（内因感染，表Ⅳ-2-3）。膀胱炎は頻尿，排尿痛，残尿感などがあり，通常，発熱はなく感

表Ⅳ-2-3　尿路感染症の主な原因細菌

原因細菌	疾患	主な化学療法剤
大腸菌 (*Escherichia coli*)	膀胱炎，腎盂炎，腎盂腎炎	キノロン系， セフェム系（耐性株あり）
プロテウス菌 (*Proteus mirabilis*)	膀胱炎	キノロン系， セフェム系（耐性株あり）
肺炎桿菌 (*Klebsiella pneumoniae*)	膀胱炎	キノロン系， セフェム系（耐性株あり）
腸球菌 (*Enterococcus faecalis*)	膀胱炎	アンピシリン（耐性株あり）， キノロン系
コアグラーゼ陰性ブドウ球菌 (coagulase negative staphylococci)	膀胱炎	セフェム系（耐性株あり）， キノロン系

付着線毛
尿路感染を起こす大腸菌は，尿路に定着する因子として付着線毛をもっており，膀胱へと上がっていくことができる。

染は膀胱にとどまる。感染が腎盂に達する場合を腎盂炎といい，さらに腎実質に及び腎盂腎炎となることが多い。腎盂炎や腎盂腎炎では，発熱や倦怠感などの全身症状や腎部痛がみられ，重症化すると敗血症を伴うこともある。膀胱炎の主な原因菌は腸内常在性の大腸菌で，腎盂炎や腎盂腎炎では特に大腸菌の頻度が高い。診断は分離培養により，治療は化学療法による。

（2）複雑性尿路感染症

カテーテル留置による膀胱炎
入院患者において排尿を促すためのカテーテルを留置している場合には，頻繁に膀胱炎が起こる。このような院内感染の場合の原因細菌も複雑性の場合と同じである。

尿路結石，腫瘍，前立腺肥大，神経因性膀胱などがある場合の感染を複雑性尿路感染といい，感染が長引くことから慢性化することが多い。化学療法と再発を繰り返す結果，単純性尿路感染の原因菌に加えて，黄色ブドウ球菌，腸内常在菌〔エンテロバクター（*Enterobacter*），サイトロバクター（*Citrobacter*）など〕，環境由来菌〔緑膿菌（*Pseudomonas aeruginosa*）やセラチア（*Serratia*）など〕の混合感染となる。また，メチシリン耐性黄色ブドウ球菌（methicillin-resistant *Staphylococcus aureus*；MRSA）や多剤耐性緑膿菌（multiple drug-resistant *Pseudomonas aeruginosa*；MDRP）による感染もしばしばみられる。診断は分離培養による。

6　皮膚や粘膜の感染症

クロストリジウム属
クロストリジウム属の細菌は，偏性嫌気性で酸素存在下では増殖できないため，耐久性の高い芽胞を形成する。自然界において芽胞の状態で広く存在し，発育条件がそろうと通常の菌体に戻り増殖を開始する。

感染とは，病原体（主に微生物）が生体内に侵入し増殖することである。創傷部位は病原体に対する抵抗性が低下するため，感染を起こしやすい。皮膚の一般細菌による感染症は，黄色ブドウ球菌とレンサ球菌によるものが多く，小児に多い皮膚感染症であるブドウ球菌性熱傷様皮膚症候群と，手足の壊死を引き起こして死に至ることもある劇症型溶血性レンサ球菌感染症がある。また，土壌など自然界に広く分布するクロストリジウム（*Clostridium*）属菌によって引き起こされる破傷風とクロストリジウム性筋壊死，さらに真菌によって引き起こされるスポロトリコーシスについても以下に概説する。

1）ブドウ球菌性熱傷様皮膚症候群（staphylococcal scalded skin syndrome ; SSSS）　黄色ブドウ球菌は，正常な皮膚や鼻腔の粘膜などに存在している常在細菌で，創傷部位などから感染し，化膿性疾患の原因になる。ブドウ球菌性熱傷様皮膚症候群は，黄色ブドウ球菌が感染し，その菌が産生する表皮剥脱毒素（exfoliative toxin）が血流を介して運ばれ，全身に熱傷様の発疹，水ぶくれ，皮膚の剥離を起こす疾患である。

2）劇症型溶血性レンサ球菌感染症（severe invasive streptococcal infection [5類感染症：全数把握疾患]）　劇症型溶血性レンサ球菌感染症は，主に赤血球を壊す作用を有する溶血性レンサ球菌（溶連菌）の感染によって引き起こされる。突発的に発症し，短時間で手足の筋肉の壊死，ショック，多臓器不全などを呈することがあり，致死率が約30％であると報告されている。その進行の早さから，通称「人食いバクテリア」と呼ばれ，恐れられている。

> **ショック**
> 血液循環に障害が起きて，組織に十分な血液が行きわたらなくなった状態をいう。

3）破傷風（tetanus [5類感染症：全数把握疾患]）　クロストリジウム属の一種，破傷風菌（*Clostridium tetani*）は創傷部位などから感染し，その菌が産生する神経毒素（tetanospasmin）が全身に運ばれ破傷風を引き起こす。神経毒素が運動神経から吸収されると，中枢神経の障害につながり，筋肉のこわばりや呼吸障害，痙攣に至り，重症になると死亡する。破傷風ワクチンの接種により予防が可能だが，獲得した免疫は10年程度で減弱するため10年ごとの追加接種が必要である。

4）クロストリジウム性筋壊死（clostridial myonecrosis）　クロストリジウム属の一種，ウェルシュ菌（*Clostridium perfringens*）は創傷部位などから感染し，さまざまな毒素や酵素を産生し，結果としてクロストリジウム性筋壊死を引き起こす。ガスの発生を伴う筋肉の激しい破壊が起こり，治療が遅れると全身性のショックを起こして死に至る場合もある。

> **クロストリジウム性筋壊死**
> ガス壊疽（えそ）とも呼ばれる。感染した細菌が老廃物として多量のガスを出し，その後組織や筋肉の壊死につながる。

5）スポロトリコーシス（sporotrichosis）　スポロトリックス・シェンキイ（*Sporothrix schenckii*）は土壌に存在する真菌であり，土に接する機会の多い農業や園芸業の従事者や小児に感染し，皮膚が盛り上がる潰瘍性の病変を引き起こす。世界中で発生しているが，高温多湿の地域での発生率がより高い。

7　小児期に感染するウイルス感染症

小児期には多くのウイルスに罹患する。これらのウイルスに関しては，感染の結果，免疫が得られる疾患と潜伏感染する疾患に大別できる。

（1）感染後免疫が得られるウイルス感染症

感染後免疫が得られるウイルス感染症を表Ⅳ-2-4に示す。感染すれば抗ウイルス抗体が獲得され，通常，再感染しない（終生免疫）。母親に既往があれ

> **潜伏感染ウイルス**
> 潜伏感染するウイルスは，水痘・帯状疱疹ウイルスを含めてヘルペスウイルス科に属する。潜伏感染はヘルペスウイルス科に共通する特徴である。

表Ⅳ-2-4　主な感染後免疫が得られるウイルス感染症

疾患	原因ウイルス	ウイルス科	ワクチン	主な感染経路
麻疹	麻疹ウイルス（Measles virus）	パラミクソウイルス	弱毒生ワクチン	空気・飛沫・接触感染
流行性耳下腺炎	ムンプスウイルス（Mumps virus）	パラミクソウイルス	弱毒生ワクチン	飛沫・接触感染
風疹	風疹ウイルス（Rubella virus）	トガウイルス	弱毒生ワクチン	飛沫・接触感染
水痘，帯状疱疹	水痘・帯状疱疹ウイルス（Varicella-zoster virus）	ヘルペスウイルス	弱毒生ワクチン	空気・飛沫・接触感染，帯状疱疹は潜伏感染
伝染性紅斑	ヒトパルボウイルスB19（Human parvovirus B19）	パルボウイルス	なし	飛沫・接触感染，輸血
ヘルパンギーナ，手足口病	ヒトコクサッキーウイルスA（Human coxsackievirus A）ヒトエンテロイウイルス71（Human enterovirus 71）	ピコルナウイルス	なし	飛沫・接触感染
痘瘡（天然痘）	痘瘡ウイルス（Variola virus）	ポックスウイルス	弱毒生ワクチン	飛沫・接触感染

（杣源一郎：新版 微生物と免疫（林　修編著）. p.157, 建帛社, 2014）

ば抗体が胎盤を経て胎児に移行し，生後6か月程度は感染防御に有効である。

1）麻疹（はしか）〔measles（5類全数把握）〕　　感染源は感染者の鼻咽腔分泌物で，空気感染，飛沫感染，接触感染による。主に幼児・学童に冬から初夏にかけて流行する。麻疹ウイルスは感染力が強く，感染者の大部分が発症する。

2）流行性耳下腺炎（おたふく風邪）〔epidemic parotitis, mumps（5類定点把握）〕　　感染源は感染者の唾液で，飛沫感染や接触感染による。主に幼児・学童に，冬から春にかけて流行する。2歳以下では不顕性のことが多い。

3）風疹（三日はしか）〔rubella（5類全数把握）〕　　感染源は感染者の鼻咽腔分泌物で，飛沫感染や接触感染による。主に幼児・学童に，早春から初夏にかけて流行する。

4）水痘（水ぼうそう）〔varicella（5類定点把握，入院例は全数把握）〕水痘と帯状疱疹（zoster）は同一ウイルスによる疾患で，初感染では水痘を発症する。感染源は感染者の鼻咽腔分泌物や水疱内容で，空気感染，飛沫感染，接触感染による。主に幼児・学童に，冬から初夏にかけて流行する。感染力が強く，感染者の多くが発症する。全身の知覚神経に潜伏感染する。

5）伝染性紅斑〔erythema infectiosum（5類定点把握）〕　　感染源は感染者の鼻咽腔分泌物で，飛沫感染や接触感染によって，主に学童に流行する。

6）ヘルパンギーナ，手足口病〔herpangina, hand foot and mouth disease（5類定点把握）〕　　感染源は感染者の鼻咽腔分泌物やふん便で，飛沫感染や接触感染による。主に幼児に，夏から秋にかけて流行する。

（2）潜伏感染するウイルス感染症

多くはヘルペスウイルス科に属する。

1）単純ヘルペスウイルス感染症（herpes simplex virus infection）　　単純

COLUMN　痘瘡の根絶とポリオ根絶計画，麻疹の排除― WHO の取り組み

　痘瘡（天然痘）は，人類が計画的に根絶することができた最初の感染症である。

　痘瘡は，飛沫や接触によって感染する高熱と発疹を主徴とする全身性疾患で，致死率も高く，長い間不治の病として恐れられていた。18世紀末になり，ジェンナー（E. Jenner）が種痘法を発見し，ようやく痘瘡の予防が可能となった。それからおおよそ2世紀を経た1967年に，世界保健機関（WHO）は種痘による痘瘡根絶計画を開始し，1977年10月にソマリアで発見された患者を最後に，この計画は実を結んだ。1980年，第33回世界保健総会は，痘瘡が根絶されたことを宣言した。1982年1月1日以降，国際保健規則の検疫と予防接種の対象から痘瘡は削除された。

　痘瘡根絶の背景には，痘瘡ウイルスがヒトにしか感染せず，また感染すればほぼ100%発病するため，感染源である患者の発見と管理が容易であったことがあげられる。

　WHO は痘瘡に続いて，根絶に向けて各国と協力して対策を強化する疾患としてポリオ（急性灰白髄炎，小児麻痺）をかかげ，世界ポリオ根絶計画が進められている。世界ポリオ根絶計画の目標はポリオワクチン接種の徹底により，世界中すべての国・地域において，野生株ポリオウイルス伝播を終息させることにある。2015年9月に2型野生株ポリオウイルス根絶が宣言され，3型野生株も2019年10月に根絶宣言がなされた。しかし，パキスタンおよびアフガニスタンでは，広範な地域で1型野生株ポリオウイルス伝播が継続しており，未だ世界ポリオ根絶計画は達成されていない。

　さらに，WHO は世界的麻疹の排除にも取り組んでいる。日本は2015年に排除状態にあると認定を受けた。

ヘルペスウイルスには1型（HSV‐1）と2型（HSV‐2）がある。HSV‐1の感染源は主に感染者の唾液で，飛沫感染や接触感染による。多くは乳幼児期に感染し，大部分は不顕性のまま免疫を獲得する。発症した場合，2〜12日の潜伏期を経て主に歯肉口内炎を起こす。ヘルペス湿疹，ヘルペス脳炎，ヘルペス角膜炎（p.154，神経感染症，次項，眼の感染症を参照）を発症することもある。HSV‐1は感染局所から知覚神経を上行して三叉神経節に潜伏感染する。

8　眼の感染症

　眼の感染症を引き起こす微生物は，ウイルス，細菌，真菌など多様である。これらの病因微生物の代表的なものを表Ⅳ‐2‐5に微生物の種類別に示す。

9　ウイルス性肝炎

　ウイルスが肝細胞内で増殖することによって起こる急性および慢性の炎症をウイルス性肝炎と呼ぶ。主に肝細胞に親和性があり感染するウイルスを肝炎ウイルス（*hepatitis virus*；HV）と呼び，A，B，C，D，E型が知られている（表Ⅳ‐2‐6）。感染経路から，流行性肝炎（A型・E型肝炎）と血清肝炎（B型・

単純ヘルペスウイルス2型
HSV‐2は主に仙髄神経節に潜伏感染する（p.154，性感染症を参照）。

アデノウイルスによる眼疾患と主な血清型

疾患	血清型
流行性角結膜炎	8，19，37
咽頭結膜熱	3，7

エンテロウイルス70による急性出血性結膜炎
1969年および1981〜1982年にエンテロウイルス70（*Human enterovirus 70*）による急性出血性結膜熱の世界的な流行があったが，現在このウイルスによる感染はみられなくなった。

表Ⅳ-2-5　眼の感染症の主な原因微生物

	原因微生物	疾患	主な化学療法剤	感染経路
細菌	インフルエンザ菌・生物群エジプティウス (*Haemophilus influenzae* biogroup aegyptius)	急性結膜炎	テトラサイクリン，キノロン系	接触感染
	淋菌（*Neisseria gonorrhoeae*）	新生児結膜炎	テトラサイクリン，キノロン系	産道感染
	トラコーマクラミジア・生物型トラコーマ型 (*Chlamydia trachomatis* biovar trachoma)	新生児封入体結膜炎，封入体結膜炎，トラコーマ	テトラサイクリン，エリスロマイシン	産道感染
ウイルス	ヒトアデノウイルス（*Human adenovirus*）	流行性角結膜炎（5類定），咽頭結膜熱（5類定）		接触感染
	コクサッキーウイルスA24 (*Human coxsackievirus A24*) エンテロウイルス（*Human enterovirus 70*）	急性出血性結膜炎（5類定）		接触感染
	単純ヘルペスウイルス1型，2型 (*Herpes simplex virus 1, 2*)	ヘルペス角膜炎	アシクロビル，バラシクロビル，ビダラビン	接触・飛沫感染，性感染
真菌	フザリウム・ソラニ（*Fusarium solani*） アスペルギルス・フミガーツス (*Aspergillus fumigatus*)	角膜真菌症	ピマリシン	環境由来

（柚源一郎：新版 微生物と免疫（林　修編著）. p.159，建帛社，2014一部加筆）

表Ⅳ-2-6　肝炎ウイルスの分類

肝炎ウイルス	ウイルス属	核酸	主な感染経路	ワクチン
A型肝炎ウイルス (*Hepatitis A virus*)	*Picornaviridae*	RNA	経口感染	不活化ワクチン
E型肝炎ウイルス (*Hepatitis E virus*)	*Hepeviridae*	RNA	経口感染	なし
B型肝炎ウイルス (*Hepatitis B virus*)	*Hepadnaviridae*	DNA	非経口感染（性行為，輸血，経産道）	不活化（遺伝子組換え）ワクチン
C型肝炎ウイルス (*Hepatitis C virus*)	*Flaviviridae*	RNA	非経口感染（性行為，輸血，経産道）	なし
D型肝炎ウイルス (*Hepatitis delta virus*)	*Hepadna-associated*	RNA	非経口感染（HBV感染下のみ感染成立）	なし

C型・D型肝炎）に分けられる。

1）A型肝炎〔hepatitis A（4類）〕　　A型肝炎ウイルス（*hepatitis A virus*；HAV）による。患者のふん便で汚染された飲食物が感染源となる。2〜6週の潜伏期を経て，発熱，倦怠感，嘔気などの症状，さらに肝腫脹や黄疸がみられる。予後は良好で1〜2か月で回復する。一般に小児では不顕性感染が多く，発症した場合も症状は軽い。成人では発症することが比較的多く，高齢者では重症のこともある。劇症肝炎になる頻度は1％程度である。発症するか不顕性かにかかわらず，感染後の免疫によって抗HAV抗体が獲得されるため持続感染することはない。HAVは胆管を経てふん便中に排泄され，水系を汚染する。日本では水系感染による流行はみられないが，冬から春にかけて生牡蠣が原因と考えられる感染が発生する。治療は対症療法による。予防は不活化ワクチンによるが，ヒト免疫グロブリン製剤の投与によっても数か月間予防可能である。

抗HAV抗体の保有率
わが国では1940年代以前に生まれた人たちのHAV抗体保有率は80％以上で，一方，1970年代以後の人たちでは0％に近い。衛生環境の改善の成果であるが，流行地への旅行に際してワクチンの接種が望まれる。

2 ）E 型肝炎〔hepatitis E（ 4 類）〕　　　E 型肝炎ウイルス（*hepatitis E virus*；HEV）による。E 型肝炎の症状や経過は，A 型肝炎とほぼ同様である。予後も良好で，持続感染への移行もみられない。しかし，妊婦が感染した場合に劇症化しやすい点で A 型肝炎と異なる。死亡率は10〜20％に達する。HEV は発展途上国に常在し，しばしば水系感染により流行する。近年わが国でも年間数十例の発生がみられ，シカ，イノシシなどによる感染経路が指摘されている。治療は対症療法による。

3 ）B 型肝炎〔hepatitis B（ 5 類全数把握）〕　　　B 型肝炎ウイルス（*hepatitis B virus*；HBV）の感染源は，患者と保菌者（キャリアー）の血液・体液である。日本における HBV の感染経路は，主に性行為や薬物濫用における汚染注射器，針等の鋭利なものの刺入である。HBV の抗原には，ウイルス粒子外被エンベロープの HBs 抗原，コア表面カプシドの HBc 抗原，コアタンパクの HBe 抗原がある。

　HBV の感染には一過性感染と持続性感染がある。感染したヒトの免疫機能が正常に働いている場合は，一過性感染となる。多くは不顕性感染だが，まれに急性肝炎を発症する（図Ⅳ- 2 - 1 ）。劇症肝炎となる頻度は 1 〜 2 ％である。急性肝炎，不顕性感染いずれでも抗 HBs 抗体が獲得されるため，持続感染者となることはまれである。一方， 1 歳未満で免疫機能が不十分な状態で感染すると，HBV が排除できず持続感染が成立する。持続感染者では継続して HBs 抗原が血中に認められ，90％程度は無症候性キャリアーとなるが，その10〜15％が慢性肝炎から肝硬変・肝癌へ移行する。持続感染の多くは出産時の母子感染である。HBV 保菌母子感染の場合，すぐに発症せず幼少期に HBV キャリアーとして経過する。成人になって肝炎を発症すると，一時的にウイルス量が増加するが免疫の働きで減少し，多くの場合肝炎は沈静化する。この時，血液中 HBe 抗原が陰性（−）となり，HBe 抗体が陽性（＋）になる（セロコンバージョン）。治療は対症療法による。劇症肝炎では血漿交換が行われる。持続感染者にインターフェロンの投与や化学療法が行われる。

　1986年以降，母子感染予防を目的に，持続感染者の母親から生まれた児に対して，抗 HBs ヒト免疫グロブリン製剤の投与と B 型肝炎ワクチンの接種が行われてきた（B 型肝炎母子感染防止事業）。事業開始10年後の1995年には，母子感染による HBV キャリアー化率は0.26％から0.024％にまで低下した。2016年10月から， 1 歳までの児を対象として B 型肝炎ワクチンを定期予防接種とした。HBV 持続感染者は年を追うごとに低下している。

4 ）C 型肝炎〔hepatitis C（ 5 類全数把握）〕　　　C 型肝炎ウイルス（*hepatitis C virus*；HCV）の感染経路は，主に輸血や注射針の誤穿刺事故などである。HCV 感染者の30〜50％が輸血や血液製剤の投与歴を有しているが，その多くは本ウイルスが発見される以前に感染した人たちである。輸血用血液の抗体検

ワクチン・ギャップ
わが国では予防接種行政の慎重な対応の経緯から，WHO が推奨するワクチンが予防接種の対象となっていないことが起き，先進諸国との間でいわゆる「ワクチン・ギャップ」の問題が生じている。その背景もあり，2016年10月，B 型肝炎ワクチンが定期接種となった。

B 型肝炎持続感染者
わが国では人口の約 1 ％（130〜150万人）が感染していると推定されている。新規患者数は，不顕性感染を含め年間10,000人程度と推定されている。

ヒト免疫グロブリン製剤とワクチンの役割
HBs 抗体を含むヒト免疫グロブリンは直ちに HBV を中和する目的で，また HBs 抗原からなる不活化ワクチンは体内に HBs 抗体を獲得させる目的で投与される。

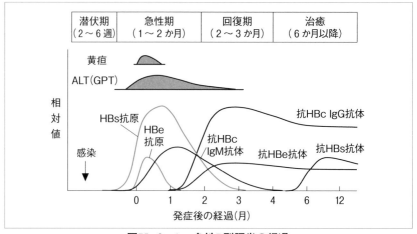

図Ⅳ-2-1　急性B型肝炎の経過

査や HCV RNA 検査（1997年）が実施されるようになってから，HCV 感染は激減している。抗 HCV 抗体は感染防御に働かないが，感染の指標となる。HCV におけるエンベロープタンパク質の抗原性は変異しやすく，感染防御抗体が獲得されない。そのため，免疫が正常な成人でも持続感染者となりやすい。感染後20～160日の潜伏期を経て全身倦怠感などの症状があらわれるが，不顕性のことも少なくない。急性肝炎の後15～25％は治癒するが，残りは持続感染に移行する。持続感染者は慢性肝炎になりやすく，多くは無症候性に数十年経過するが，治療しないと肝硬変，肝癌になる可能性が高くなる。わが国の肝癌の原因の65％をC型肝炎が占めている。C型肝炎治療には抗ウイルス療法としてインターフェロンとリバビリンの併用療法がなされてきたが，現在はウイルスに直接作用して増殖を抑えるグレカプレビル／ピブレンタスビル配合剤などのインターフェロンフリー療法が主になっている。抗ウイルス療法が行えない場合には肝機能改善作用をもつ薬剤による肝庇護療法が行われる。有効な HCV ワクチンはまだ実用化されていない。

5）D型肝炎〔hepatitis D（5類全数把握）〕　　D型肝炎ウイルス（*hepatitis delta virus*；HDV）は HBV 持続感染者に重複感染するか，HBV と同時に感染する。HDV の単独感染はない。HDV の感染でB型肝炎は重症化し，劇症肝炎となることが多い。日本では HBV 持続感染者の約1％に HDV 感染が認められる。HDV ワクチンは開発されていないが，HBV ワクチンが有効である。

10　人畜共通感染症（動物由来や節足動物媒介性感染症）

人畜共通感染症は，動物から人に伝播する感染症の総称である。病原体は感染源である動物から人に直接うつる「直接伝播」と，感染源である動物と人と

の間に何らかの媒介物が存在する「間接伝播」の大きく２つに分けられる。間接伝播は，動物の体内の病原体を節足動物（ダニ類，蚊，ノミ，ハエなど）が運ぶもの，動物の体から出た病原体が周囲の環境（水や土壌等）を介してうつるもの，さらに動物性の食品（肉製品，鶏卵，乳製品，魚介類など）が病原体で汚染されているものがある。

１）ペット由来の感染症　近年，人はペットなどの動物と親密な関係を築くようになってきた。ペットから人への病原体の伝播は，ペットと身近に生活するほど容易になるため，適度な距離を保って付き合うことが重要である。犬と猫由来の主な感染症として狂犬病，猫ひっかき病，トキソプラズマ症，パスツレラ症，Ｑ熱があげられる。また，カメ等の爬虫類由来の感染症としてサルモネラ症，インコやオウム由来の感染症としてオウム病がある。

２）家畜由来の感染症　家畜（ウシ，ウマ，ブタ，ヒツジ，ヤギなど）とは，人が利用するために飼い馴らされている動物をいう。家畜が，土壌に存在する炭疽菌（*Bacillus anthracis*）を摂取して引き起こされる炭疽（Anthracis：４類感染症）は，世界の多くの地域で発生している。人への感染経路は，感染動物やその毛皮や肉などで，炭疽の症状は炭疽菌が産生する毒素によるものである。人の感染部位により，「皮膚炭疽」「肺炭疽」「腸炭疽」の３種類に分けられ，90％以上を占める皮膚炭疽では，感染局所の発赤，水疱，リンパ節の腫張などを示す。さらに，皮膚炭疽の約20％はリンパ節および血液で増殖し（菌血症），その後，敗血症となり致死的である。

３）野生動物由来の感染症　野生動物由来の感染症は，感染動物が病原体を運び，ペットや家畜を介してさまざまな伝播経路で広がっていく。野兎病（Tularemia：４類感染症）は野兎病菌（*Francisella tularensis*）の感染によって引き起こされる疾患である。野兎病菌は，ダニやノミなどの吸血性の節足動物を介して，主に野生のウサギやリスなどに感染しており，感染動物から直接的・間接的に人に感染する。人における症状として，発熱，頭痛，倦怠感，さらには菌の侵入部位付近のリンパ節の腫脹がみられる。

Ｑ熱　Ｑ熱という病名は「Query fever＝不明な熱」に由来している。コクシエラ・バーネッティ（*Coxiella burnetii*）に不顕性感染しているペットからうつる。Ｑ熱は４類感染症に指定されており，保健所への届出が感染症法によって義務づけられている。

炭疽菌　炭疽菌は各国の軍事機関に生物兵器として研究されてきた歴史がある。

敗血症　感染した細菌などが体内で増殖し，炎症が広がり，重大な臓器障害が引き起こされた状態。

参考文献
＊吉田眞一，柳雄介，吉開泰信編：戸田新細菌学　第34版．南山堂，2013
＊山崎修道，井上榮，牛尾光宏ほか編：感染症予防必携．日本公衆衛生協会，2005
＊杣源一郎：「神経系感染症」「小児期に感染するウイルス感染症」「眼の感染症」，新版微生物と免疫（林　修編著）．pp.148–159，建帛社，2014

索　引

170

〔編著者〕

林 修（はやし おさむ）　女子栄養大学名誉教授　薬学博士・医学博士　第Ⅰ部第1章,第Ⅲ部第1章1.～3., 第Ⅳ部第2章9.

〔著　者〕（五十音順）

石井 恭子（いしい きょうこ）　女子栄養大学准教授　博士（保健学）　第Ⅲ部第1章4., 第Ⅲ部第3章

石橋 健一（いしばし けんいち）　女子栄養大学准教授　博士（薬学）　第Ⅱ部第2章5., 第Ⅳ部第1章

碓井 之雄（うすい ゆきお）　東京医療保健大学名誉教授 博士（薬学）・医学博士　第Ⅱ部第7章, 第Ⅳ部第2章3.

江崎 一子（えざき いちこ）　別府大学名誉教授　大分香りの博物館館長 医学博士　第Ⅰ部第2章, 第Ⅲ部第2章, 第4章, 第Ⅳ部第2章4. 5.

大石 智一（おおいし ともかず）　公益財団法人微生物化学研究会主任研究員 相模女子大学非常勤講師　医学博士　第Ⅱ部第6章, 第Ⅳ部第2章6.10.

太田 利子（おおた としこ）　NPO法人カビ相談センター　博士（獣医学）　第Ⅱ部第6章, 第Ⅳ部第2章6.10.

熊谷 優子（くまがい ゆうこ）　和洋女子大学教授　博士（獣医学）　第Ⅱ部第3章～第5章, 第Ⅳ部第2章2. 7. 8.

中屋 祐子（なかや ゆうこ）　女子栄養大学准教授　博士（保健学）　第Ⅱ部第1章・第2章1.～4., 第Ⅳ部第2章1.

新版改訂 微生物と免疫

2002年（平成14年）4月30日　初版発行～第7刷
2009年（平成21年）4月1日　改訂版発行～第5刷
2014年（平成26年）3月25日　新版発行～第7刷
2020年（令和2年）11月10日　新版改訂版発行

編著者　林　　修

発行者　筑　紫　和　男

発行所　株式会社 建帛社
KENPAKUSHA

112-0011　東京都文京区千石4丁目2番15号
TEL（03）3944－2611
FAX（03）3946－4377
https://www.kenpakusha.co.jp/

ISBN 978-4-7679-0685-0 C3047
©林ほか, 2014, 2020.
（定価はカバーに表示してあります）

壮光舎印刷／愛千製本所
Printed in Japan